湛庐CHEERS

与最聪明的人共同进化

HERE COMES EVERYBODY

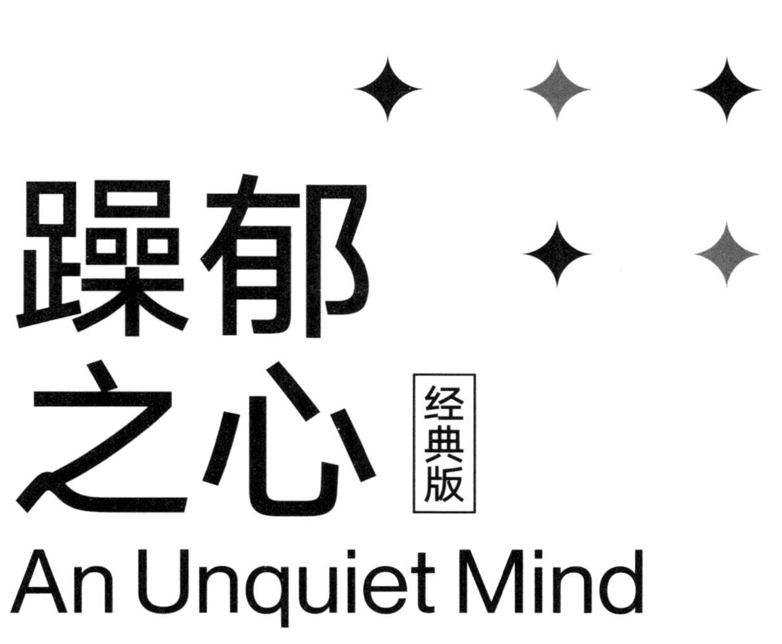

躁郁之心 经典版

An Unquiet Mind

我与躁郁症共处的30年（上）

A Memoir of Moods and Madness

[美]凯·雷德菲尔德·杰米森 著
Kay Redfield Jamison

聂晶 译

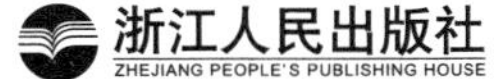

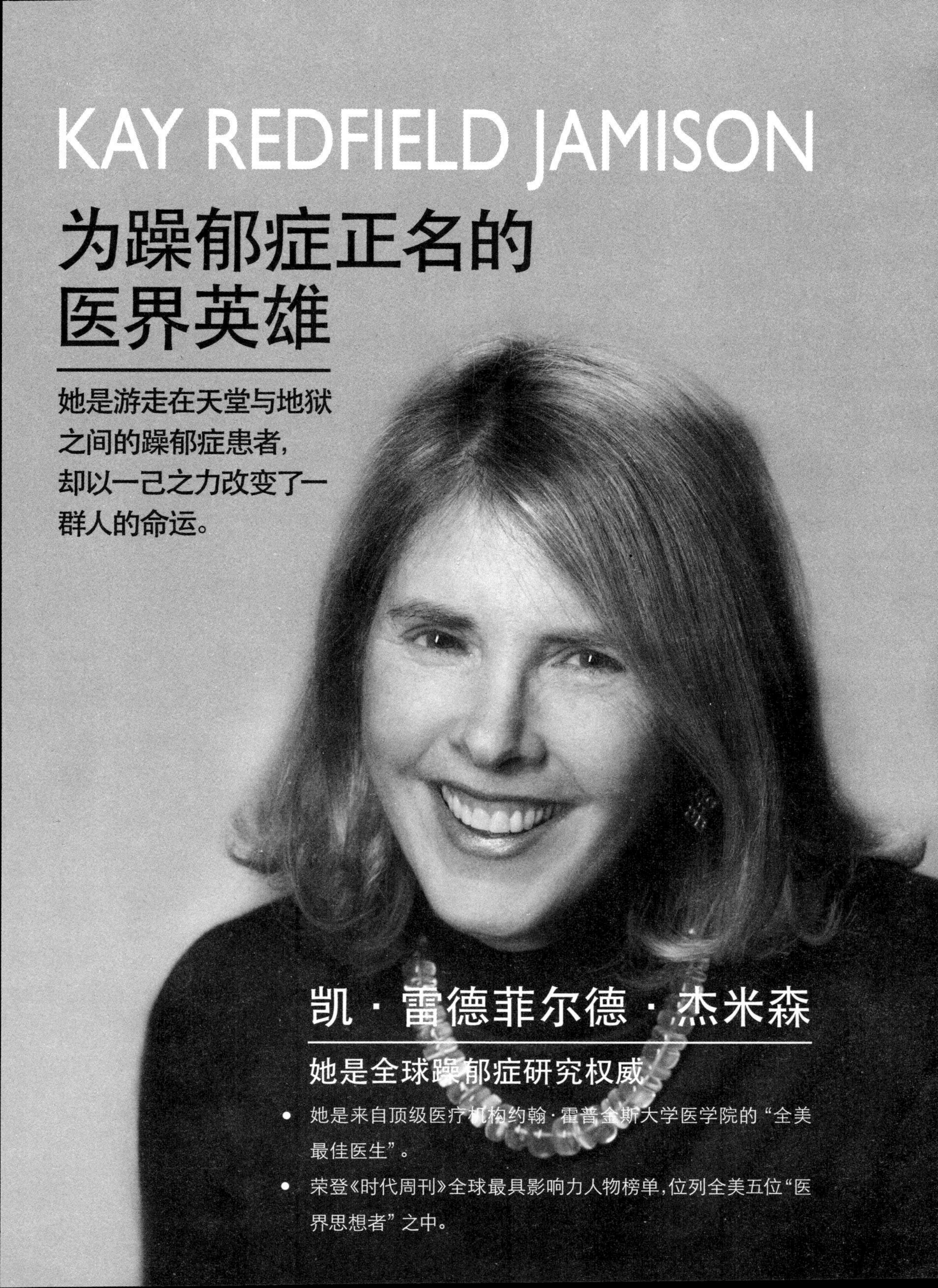

KAY REDFIELD JAMISON

为躁郁症正名的医界英雄

她是游走在天堂与地狱之间的躁郁症患者，却以一己之力改变了一群人的命运。

凯·雷德菲尔德·杰米森

她是全球躁郁症研究权威

- 她是来自顶级医疗机构约翰·霍普金斯大学医学院的“全美最佳医生”。
- 荣登《时代周刊》全球最具影响力人物榜单，位列全美五位“医界思想者”之中。

KAY REDFIELD JAMISON

铿锵玫瑰与医界英雄

入选《时代周刊》全球最具影响力100人

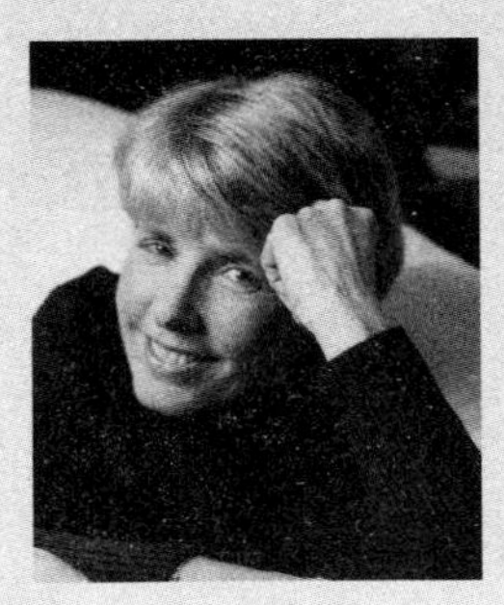

对大多数人来说，凯·雷德菲尔德·杰米森这个名字陌生且无关紧要，而对全球千万躁郁症患者来说，她却是改变命运的英雄。

杰米森是躁郁症领域的顶级权威，研究躁郁症、自杀、情感障碍超过20年。她曾创立加州大学洛杉矶分校情感障碍中心，并带领该中心成为国际领先的情感障碍研究机构。1990年，杰米森作为合著者撰写了躁郁症领域的标准文献《躁郁症》（*Manic-Depressive Illness*），该书被美国出版人协会评选为当年“生物医学领域最优秀图书”，并成为躁郁症领域指定阅读的教材。

如今，杰米森是美国约翰·霍普金斯大学医学院的终身教授，对这所与哈佛医学院齐名的顶尖学府来说，获得终身教职的女性屈指可数。杰出的学术与临床实践让杰米森屡获殊荣：入选哈佛大学杰出学者，获牛津大学利奇菲尔德学者奖和美国心理卫生协会、美国自杀预防基金会授予的多项国家级大奖；荣膺麦克阿瑟奖、“全美最佳医生”以及《时代周刊》“全球最具影响力100人之医界英雄”。

双面夏娃

与躁郁症共处30年

当杰米森的卓越贡献逐渐为世界医学领域所公认时，人们并不知道她还是一位杰出的心理学者，同时也是一位躁郁症病人。1995年，杰米森在自传《躁郁之心：我与躁郁症共处的30年》（上）中向所有美国人公开了一个秘密：躁郁症带给常人难以忍受的折磨，而她本人作为躁郁症研究的权威，恰恰是这千万罹患者中的一员。

杰米森的父亲是美国一名空军军官，同时也是一位躁郁症患者。15岁时，杰米森迎来了人生的第一个转折，她的世界开始分崩离析。在此后的30年里，一方面，杰米森完成博士学位，从加州大学的助理教授成长为霍普金斯医学院的终身教授；另一方面，她也因躁郁症的反复发作而无数次地走在死亡的边缘——她曾绝望地尝试通过过量服用锂盐自杀，也曾因躁狂发作引发无节制消费，而遭到债务公司的人身威胁。

在与躁郁症共处的30年中，杰米森经历着常人难以想象的人生跌宕，真实记录这段人生经历的自传《躁郁之心：我与躁郁症共处的30年》（上）也成为第一部以躁郁症研究权威、躁郁症亲历者的双重视角客观评价这一疾患的佳作。该书一上市便成为最佳图书，长踞《纽约时报》畅销书榜单超过20周，被翻译成15种语言全球发行。

杰米森系列作品

躁郁之心

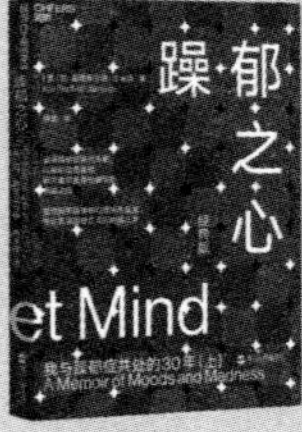
上册

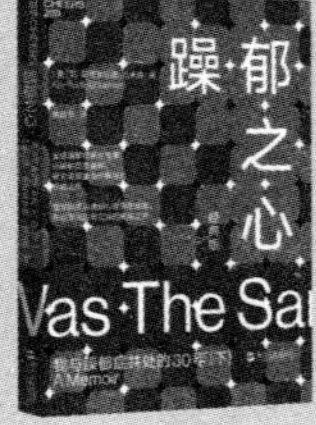
下册

天才向左，疯子向右

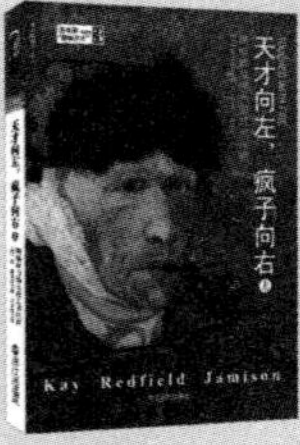
上册

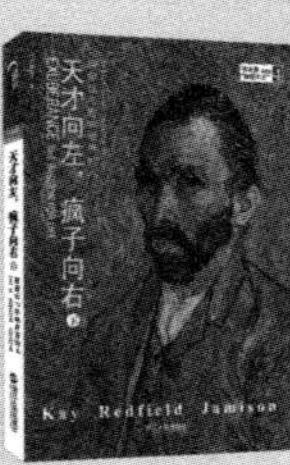
下册

因为哭得更多，所以欢笑也更多；
因为经历过所有的冬日，所以更能欣赏春天；
因为死亡如紧身衣一般，所以更了解生命的意义；
因为看到人性最善良和丑陋的部分，所以慢慢了解关心、忠诚和豁达的价值。

——凯·雷德菲尔德·杰米森

为躁郁症正名

改变精神疾患的现实境遇

《躁郁之心》在全球热卖的同时，也在美国社会引起了轩然大波，杰米森因为坦白自己的病情而结束了自己的治疗师生涯。

然而这一切都在杰米森的意料之中。“无论结果如何，大声疾呼都比继续保持沉默更好！”因为杰米森的勇气与坚持，不仅可以帮助病患正确看待自己，还极大地改变了整个社会对心理病患持有的偏见，掀起了一次超越偏见、接纳心理病患的浪潮，更推动美国国会立法实现了心理病患的保险平权制度。

从15岁躁郁症初次来袭，到如今的世界级权威地位，杰米森用自己的努力，为更多躁郁症甚至精神疾病患者赢得了关注和理解，将“疯子”的铭牌从精神疾病的大理石墙面上敲凿下来。

AN UNQUIET MIND
赞誉

从第一页起，我便被这本书深深吸引，它所透露出的勇气、智慧与美妙，使其在有关躁郁症方面的文学作品中独树一帜。

——奥利弗·萨克斯，“医学桂冠诗人”

一个充满勇气的灵魂，不断游走于极度亢奋和麻木压抑之间……本书对此进行了栩栩如生的描绘。

——詹姆斯·沃森，DNA之父

这是一本极具价值的躁郁症回忆录，同时蕴含丰富的医学知识、深沉的人性以及优美的词句……有时像诗一般含蓄，有时直率，但都真诚无欺。

——《纽约时报》

杰米森坦白地以她的疾病、她的生命以及她的聪明才智，来传达其中的欢愉和愤怒……确实无与伦比！

——《华盛顿邮报》

给人诗一般的微妙触动……这是一本勇敢且迷人的书，也是一位杰出女性生命中动人的乐章。

——《每日电讯报》

本书的叙述动人、真诚、感人……其语言流畅，情感充沛，而且其抒写从始至终都是满怀热情的。

——《观察家报》

本书具有诗一样的笔触，动人的情绪……这是一位受过完备训练的专家对疾病独特而具洞察力的自我剖析。

——《时代周刊》

杰米森在本书中毫无保留，她那直击人心的自白是“勇气”的最佳标杆。

——《人物》

这是一本超凡脱俗的书，值得一读。

——《英国医学杂志》

作者避开了深奥的专业术语，厘清了令人难懂的精神病学理论，以炽热、感性及真实的笔触，创造出心理经验的毁灭与放纵、明亮与晦暗。

——《泰晤士报》

AN UNQUIET MIND

前言

为什么不说出真相呢

现在是凌晨两点钟。因为处于躁狂期，加利福尼亚大学洛杉矶分校医疗中心在我眼中也别具吸引力。大约 20 年前的一个秋日早晨，这所医院平时看上去冷漠乏味的几座建筑，成为我纤细敏感神经的注意焦点，剧烈地扰动着我的神经系统。我的鼻毛隐隐刺痛，汗毛根根竖起，眼睛飞快地转动游弋，吸取着周遭的一切信息。我开始奔跑，并不是真跑，但是像奔跑一样快速和兴奋，在医院的停车场上来回飞奔，想要用尽我那无穷无尽、让人不得安宁的神奇能量。我急速地奔跑，慢慢陷入疯狂。

站在我身旁的男人是医学院的一位同事，早在一个小时之前，他就停止了奔跑，并且不耐烦地声称自己已经精疲力竭了。一个神志清醒的人当然不会对此感到惊讶：通常意义上昼与夜的区分在我俩身上早已消失了，我们无休无止地饮酒作乐、大笑争吵，而这即便不是致命的，也无疑让我们付出了沉重的代价。因为在这个时间，我们本该正常睡觉或工作，本该发表论文而非自毁前程，本该阅读杂志、设计图表或是画些没人看的科学曲线图。

忽然，一辆警车开了过来。尽管处于神志并不十分清醒的状态，但我仍能看到一个警察下了车，并将手放在他的佩枪上。“在这种时候围着停车场跑圈，你们究竟想要干什么？”他开口问道。这是一个非常合理的问题。仅凭当时凌乱分散的判断力我也明白，要解释清楚我们这样诡异的行为实在很困难。幸好我的这位同事脑筋转得比我快得多，他试着将问题的答案引向直觉本能和世俗的刻板印象，说：“我俩都是精神病学教授。”警察看看我们，笑了，然后开着警车渐行渐远。

精神病学教授的身份解释了一切。

就在我签了加州大学洛杉矶分校的聘书，担任精神病学系助理教授后的 1 个月内，我就已深陷疯狂境地。那是 1974 年，我 28 岁。之后不到 3 个月，我便因躁狂发作而变得与之前判若两人，并开始了一场漫长而又代价巨大的对抗药物治疗的个人战争。而可叹的是，就在几年后，服用药物却成为我极力鼓励病人采用的治疗方法。我的疾病，以及我与最终挽救了我生命与神志的药物之间的对抗，持续了很多年。

从能够记事起，我便对自己的情绪充满恐惧，但偶尔有些时候，也会充满神奇的感激之情。儿时情感强烈；小女孩时性情多变；青春期时首度经历了严重的抑郁发作；步入职业生涯后，我更是被躁郁症无情的周期循环紧紧缠身。既是由于本身的需求，也是由于学术倾向，我最终选择了情绪作为自己的研究方向。这是我所知道的唯一能了解并接受自己病情的途径，也是我唯一知道的、能试着让自己和其他患有情感障碍疾病的人有所不同的方式。这个曾数次差点儿要了我命的疾病，每年真的都会夺走成千上万人的生命。而他们当中的大部分人不仅年轻，而且死得毫无必要，甚至很多人还拥有这个社会所需要的想象力与天赋。

中国人相信，要控制野兽，就必须先美化它。在对抗躁郁症的过程当中，我恰恰以某种奇怪的方式验证了这一点。躁郁症既是个迷人的同伴，又是个足以致命的敌人，我发现在它那充满诱惑力的复杂性中，浓缩了人性中最精致最危险的特质。为了与它抗争，我必须先认清它所有的面貌和无尽的伪装，了解它真正的以及被想象出来的力量。

刚开始，我认为这种疾病不过是因为自己一向反复无常的情绪、精力和热度过了头，所以在很多时候我给了它太多的权利和空间；再加上我相信能够依靠自身的力量来调控日渐增长的暴躁情绪，所以在一开始的 10 年中，我没有寻求任何的治疗。即便我的状况在临床上已经变得十分紧急，我仍然一再拒绝接受药物的帮助。而不论是我的培训督导还是临床研究专家，都曾告诉过我，药物是能够有效控制我的疾病的唯一方法。

躁狂发作，至少在它早期温和发作的时候，绝对是一种令人迷醉的状态。它带给我极大的快感、无可比拟的思潮涌动以及源源不绝的能量，让我可以把各种新奇的想法转变成文章和项目。而药物，不仅会切断这种快速流逝、宛若遨游天际一般的美妙时光，更会带来种种让人无法忍受的不良反应。我花了很多年才开始认识到，失去的时光、毁掉的人际关系是无法找回的，对自己和他人的伤害常常是无法弥补的，而当死亡和疯狂成为唯一的选择时，从药物的控制中解脱也就失去了本来的意义。

我与自己的这场战争是如此不同寻常。在治疗躁郁症时，我们所面临的最大的临床问题并非没有有效的药物治疗方法——事实上，有效的药物治疗方法是有的，只不过病人通常都拒绝采用。更糟的是，由于缺乏信息、医疗建议不足、害怕玷污名声或者担心生活和职业遭受打击，人们根本不寻求治疗。躁郁症歪曲了我们的情绪和思维，很多时候甚至会摧毁我们求生的渴望。究其根源，这种疾病是生理性的，但我们却可以在心理上体验它。这种疾病的独特之处还在于：它一方面为我们带来快乐，使我们拥有异于他人的优势；另一方面也带来无法忍受的痛苦，甚至偶尔会导致人自杀。

我很幸运，不仅没有死于这种疾病，还得到了最好的医疗看护，以及朋友、同事和亲人的帮助。也正因为如此，我开始尽最大的可能，尝试将自己的患病经历展现在我的研究、教学、临床实践以及宣传工作中。通过写作和教学，我希望能够提醒研究者和医生们，这种反复无常的疾病看似矛盾的内核，既可以夺人性命，也可以带来无比的创造力；而对于其他人，也就是公众，我则希望他们能够改变对一般性精神疾病，特别是躁郁症的态度。很多时候，要把学科知识与更为现实的个人情绪体验交融在一起，实在是一件无比困难的事情。但是，也正因为摆脱了情绪的束缚，以更深邃的临床科学眼光来看待这一切，我才能够最终过上自己期待的自由生活，并拥有必要的经验来增进公众对躁郁症的认知，以及辅助自己的临床工作。

对于如此直白地在书中描写躁狂、抑郁以及精神疾病对我的侵袭，并承认自己需要持续的药物治疗，我确实也有很多的担心。出于显而易见的资格认证和医院特权方面的原因，临床医生一直不愿意将他们的精神问题公之于众。这些担心通常都会被认为是合理且正当的。我也并不清楚，如此公开地探讨此类话题，会对我的个人生活和职业生涯造成怎样的长期影响，但是，无论结果如何，大声疾呼都比继续保持沉默更好。我已经厌倦了隐瞒，厌倦了压抑和控制自己的能量，厌倦了伪善，也厌倦了藏着掖着行事。一件事情，该是什么样子，就是什么样子。不论以何种程度掩藏在什么标题之下，或是以任何词汇来描述，谎言仍然是谎言。即使是出于无奈和必须，也仍然是谎言。

虽然我仍然在担心公开病情的决定会带来什么，但是超过30年的躁郁症病龄至少带给了我一个好处，那就是让我明白，似乎没有什么困难是不能克服的。这就像是在切萨皮克的暴风雨中横穿海湾大桥（Bay Bridge），人们也许会逡巡不前，但是已无法掉头。我发现自己不可避免地从罗伯特·洛威尔[①]的经典问题中获得些许安慰："那么，为什么不说出真相呢？"

① 罗伯特·洛威尔（Robert Lowell，1917—1977），美国现代诗人，"自白派"鼻祖，主要作品有《生活研究》和《威利老爷的城堡》。——译者注

1. 关于躁郁症，以下哪种说法是正确的？

A. 大多数躁郁症患者发病后，都有残留症状或转为慢性；

B. 躁狂发作需持续一周以上，抑郁发作需持续两周以上；

C. 躁狂和抑郁通常都会循环出现；

D. 轻躁狂发作表现为心境高涨、思维奔逸，并伴有轻微幻觉。

2. 以下哪位艺术家不曾受到躁郁症的困扰？

A. 爱伦・坡

B. 贝克特

C. 凡・高

D. 拜伦

3. 根据临床上的分类，以下哪种不属于躁郁症的类型？

A. 躁狂发作明显且严重，又有重度抑郁发作；

B. 躁狂发作较轻，抑郁发作明显且严重；

C. 躁狂发作明显且严重，抑郁发作较轻；

D. 循环性心境障碍，具有躁狂抑郁双向情绪波动人格特征。

4. 关于躁郁症的药物治疗，以下哪种说法是错误的？

A. 服用锂盐通常会使人认知变慢或出现记忆缺损；

B. 治疗躁郁症最常用的药物是锂盐，但它的疗效和不良反应都很显著；

C. 服用药物后，患者通常会感到创造力降低；

D. 很多患者停止服药，是因为怀念轻躁狂状态的感受。

测一测：你对躁郁症的了解有多少？

扫码下载“湛庐阅读”App，
搜索“躁郁之心（上）”，获取问题答案。

AN UNQUIET MIND 目录

第三部分 以爱为药

‖爱情与爱人之死‖

第四部分 躁郁之心

‖医学、伦理与观念‖

AN UNQUIET MIND

第一部分

飞向无垠的苍穹

童年、家庭以及初次邂逅躁郁症

AN UNQUIET MIND

A MEMOIR OF MOODS AND MADNESS

与日共游 01

我的父亲首先是一位科学家，其次才是一名飞行员。但他是如此热爱天空和飞翔，身为气象学家的他，思想和灵魂都飘浮在天空上。而就像父亲一样，我仰望天空的时间远比小心翼翼环顾四周的时间多得多。

我仰头站在回家的路上，咬着自己的马尾辫，倾听一架喷气式飞机从头顶轰鸣而过。飞机发出的噪声通常很大，而这也意味着它离我很近。我所在的小学就在华盛顿特区郊外，在安德鲁军事基地附近，我们当中的很多人都是飞行员的子女，所以对这种噪声早就习以为常了。虽然早已熟悉，但是它的神奇魔力并没有减少一分，我仍然会站在广场上本能地抬头招手。我当然知道飞行员不可能看到我——我一直都明白这一点，就像我知道即便他真的看到了我，他也不会是我爸爸，但我就是会这么做，不管怎样，至少这可以让我仰望天空。

我的父亲是一位空军军官。其实，他首先是一位科学家，其次才是一名飞行员。但他是如此热爱天空和飞翔，身为一名气象学家，他的思想和灵魂都飘浮在天空上。而就像父亲一样，我仰望天空的时间远比小心翼翼环顾四周的时间多得多。

飞向无垠的苍穹

每当我提起海军和陆军远比空军的历史悠久，并且拥有更多传奇与优良传统时，父亲总会说："是的，确实是这样，但空军才是未来。"然后他会接着补充："而且——我们能飞。"在陈述完这句信条之后，偶尔他还会演唱一首充满激情的空军军歌。歌曲中的某些片段直到现在我仍然都记得，有意思的是，这些片段竟然会和圣诞颂歌、儿歌以及常见的祈祷书中的只言片语一起，并存在我的记忆中。大概是由于它们都蕴含了童年时期珍贵的意义和情感，所以至今仍然震撼心灵。

我一直听着军歌长大，并对其中的内容深信不疑。当听到"我们上路，飞向无垠的苍穹"时，我会认为"无垠"和"苍穹"是我所听到过的最为优美动人的词汇；同样，我还会从"越飞越高，与日共游"这句话中体验到无比的愉悦，并发自内心地感受到自己也是深爱着无边天际的人们中的一员。

喷气式飞机的声音越来越大，我看到比我高一年级的孩子忽然抬头向上望去。飞机飞得很低，它疾速掠过我们，很惊险地绕开了广场。就在我们挤作一团、惊恐万分的时候，它飞向树林，在我们的正前方爆炸了。我们听到令人恐惧的飞机撞击声，并感受到坠毁的惨痛；随之而来的爆炸火焰则闪耀着骇人的魅力。似乎只在几分钟之内，母亲们就倾巢涌进广场，安抚孩子，说失事飞机中的飞行员并不是他们的父亲。对我、我的哥哥和姐姐来说，同样幸运的是，那也不是我们的父亲。

几天之后，事情变得越来越清楚。根据年轻的飞行员在死前发向控制塔的最后信息，我们得知，他本可以弃机逃生，但他知道这么做很可能会让无人驾驶的飞机坠落在广场上，杀死当时所有在场的儿童，所以没有这样做。

死去的飞行员成了一名英雄，极其生动地展现了“责任”一词所蕴含的全部意义。他成了一个常人不可能实现的理想，但也正是因为这种不可实现性，他的形象更加引人注目，令人久久难忘。在这之后的几年中，飞机坠毁的记忆不断跃入我的脑海，提醒我一个人是如何渴望并追求这种理想的，以及要实现这种理想是多么困难。我再也不会在仰望天空的时候，只看到无边无际的美丽。从那个午后开始，我看到死亡永远无所不在。

哥哥、姐姐和我

像几乎所有的军人家庭一样，我们常常搬家——到 5 年级为止，我的哥哥、姐姐和我曾就读于 4 所不同的小学，而且我们更是分别在佛罗里达、波多黎各、加利福尼亚、东京和华盛顿各居住过两次。但我的父母，特别是我的妈妈，仍然竭尽所能地让生活保持安全、温暖和稳定。我的哥哥比我大 3 岁，是 3 个孩子中最年长的一个，他是我最坚定的同盟。在成长的过程中，我一直将他视为偶像，在他和朋友们打篮球或在附近游荡的时候，我像小尾巴一样跟随着他，并努力不让他发现。他非常聪明、公正和自信，无论何时，只要他出现在我的周围，我就会感觉自己正在受到保护。

至于仅仅比我大 13 个月的姐姐，她与我的关系则要复杂得多。她是一位不折不扣的美人，有乌黑的头发，眼睛非常迷人。从很早的时候开始，她就非常在意周围的一切事物，对生活有痛苦的体验和觉察。她充满明星魅力，情绪激烈，性格阴郁。她难以容忍我们封闭的军事化生活方式，在她看来，这完全是对我们的监禁。她的生活中充满了反抗，在任何可能的时间、地点，她都会恣意放纵自己，挣脱束缚。她憎恶高中生活，我们居住在华盛顿的时候，她常常会翘课跑到史密森尼博物馆或陆军医学博物馆，或是干脆与朋友一起抽烟喝酒。

她同样憎恶我，经常嘲弄我，把我称为“那个金发的家伙”。她认为我的课业成绩和朋友都来得太容易，我的生活似乎过得太轻松了，而且她认为我在用一种荒谬的乐观态度看待人和生活，以此来逃避现实的冲击和压力。哥哥是一名天生的运动好手，大学课程和毕业考试全优；我则生来热爱学校，精力充沛地投入运动、交友和班级活动中。夹在我和哥哥之间的姐姐成了家中特立独行的一员，她反抗、回击自己眼中这个混乱而又艰难的世界。她憎恨军队生活，憎恨不断的变动，憎恨不得不结交新的朋友，并且认为家庭礼仪不过是虚伪无聊的东西。

也许是因为我与阴郁情绪的激烈战斗是在年长一些之后才出现的，所以我有很长一段时间来体验一种更为祥和、安全的感觉，确切地说，是一段极其美妙的生命之旅。我认为这是我姐姐从不曾领略过的世界。

对我来说，漫长而又重要的儿童时期和青春期早期的大部分时间都是非常愉快的体验，它们为我奠定了温暖、友爱和自信的基础，成为一道拥有法力的护身符，帮助我以强大的力量积极对抗未来遇到的不幸。我的姐姐没有这样的时光，也就没有这道护身符。这也许就很自然地解释了，为什么当我们不得不各自面对恶魔的侵扰时，她会将黑暗看作自己、家庭以及整个世界的一部分，而我则把黑暗看作一个闯入者，认为它不过是借宿在我的思想和灵魂中，我一直将自己与黑暗的战斗看作对外部力量的抵抗。

我的姐姐就像父亲一样，浑身散发着迷人的魅力：清新、脱俗，拥有令人印象深刻的幽默感，以及超群的审美能力。她并不是一个轻松、没烦恼的人，随着年龄的增长，烦恼也时刻追随着她，但是她拥有惊人的艺术想象力和艺术灵魂。她可以伤透你的心，然后再激发出你超常水平的忍耐能力。在姐姐如此耀眼夺目的光彩之下，我总觉得自己平凡得如同尘土一样。

父亲的魅力

说到父亲，可以用来形容他的都是一些神奇的词汇：精力充沛、风趣幽默，对周围的一切事情充满好奇，并且能够用充满喜悦的新奇方式来描述自然界中的各种美景和现象。在他眼里，一片雪花绝不仅仅是一片雪花，一朵云彩也绝不只是一朵云彩。它们会幻化成各种情节和角色，是这个充满活力而又光怪陆离的宇宙的一部分。

当时机恰当，并且情绪处于高潮的时候，他的热情会感染周遭的一切事物。房间里响彻着音乐，各种新奇美丽的珠宝也会忽然出现，例如一枚月长石戒指、一只装饰有天然红宝石的手镯、一套将海绿色石头镶嵌在金色项坠中的挂件。我们全都摆出倾听的姿态，因为大家都明白，很快我们就会听到很多占据他头脑的新鲜想法。有时候可能会是一场堂吉诃德式热情激昂的讨论，认为世界的未来和救赎全部隐藏在风车之内；有时候则认为我们 3 个孩子必须去学习俄语，因为原汁原味的俄国诗歌有着翻译无法表达的韵味和魅力。

有一次，父亲从书中读到，著名剧作家萧伯纳曾立下遗嘱，预留了一部分钱，用以开发一种国际音标，并特别指出，《安德鲁克里斯和狮子》（*Androcles and the Lion*）应该是第一个按这种音标翻译的作品。结果，我们每个人都收到了若干份《安德鲁克里斯和狮子》的剧本，当然，收到这一著作的还有每一个进入我父亲活动范围的人。事实上，家里早有传言，父亲大约买了一百本剧本来分送给别人。他的慷慨似乎具有一种神奇的传染性，我喜欢他的豪爽。时至今日，我仍然时常想起那时的情景，父亲大声朗读安德鲁克里斯治疗狮子受伤的爪子，士兵用唱《前进吧，基督的士兵们》的曲调纵情歌唱《把他们扔给狮子》的段落，其中夹杂着父亲有关音标和国际通用语言的重要性的评论——他认为其重要性无论怎么强调都不过分。每每想起，我都会忍不住微笑。

直到今天，我还在办公室里保留着一只陶瓷做的大黄蜂模型，看到它，我就会笑着回忆起以前，父亲拿起它，在它的边缘注满蜂蜜，然后按照各种喷气式飞机飞行的队形在空中进行表演，其中包括他最喜欢也最受我们欢迎的三叶草队形。毫无疑问，当大黄蜂在飞行中反转向下的时候，蜂蜜会撒满厨房的桌子，母亲不得不说："马歇尔，这真的有必要吗？你会把孩子们带坏的。"而这时我们会发出赞许的咯咯笑声，于是父亲又会使这场黄蜂飞行表演持续好几分钟。

这感觉真不错，就像"魔法保姆"玛丽·波平斯（Marry Poppins）成了自己的父亲。几年之后，他送给我一只手镯，上面雕刻着悬挂在加州大学洛杉矶分校物理大楼上的法拉第的名言："没有什么是奇妙到不可能存在的。"而众所周知的是，法拉第曾经多次精神崩溃。这句话本身就让人感觉很不真实，但这种想法和态度是令人喜爱的，特别是在我父亲当时所处的特殊时刻。母亲常常说她总是感觉自己处在父亲的幽默、魅力、爽朗和富于想象力的阴影之下。在她看来，对于孩子们来说，父亲就像一位专门蛊惑儿童的穿花衣的吹笛手，不论是我的朋友们还是邻近居住的孩子，都会为他的超凡魅力所折服。而母亲，她永远是我的朋友们想要与之坐下长谈的对象，我们会与父亲一起玩耍嬉戏，但是会与母亲促膝长谈。

母亲的美德

我的母亲坚守着这样一个信念：生活发给你的牌好不好并不重要，重要的是如何来打这一手牌。而到目前为止，母亲无疑是我抽到的最好的一张牌。她和蔼、公正、慷慨大方、自信，这些优秀的品质无疑是来自深深爱着她，并且本身也和蔼、公正、慷慨大方的父母。我的外祖父在我出生之前就去世了，他是一名大学教授，也是一位颇具专业素养的物理学家。据说，他极其风趣幽默，并且对同事和学生都非常友好。而我所熟悉的外祖母就像我的母亲一样，温暖而体贴，总是对周围的人表达深刻而又真挚的关切，而这一点又转化为建立友谊并让人感觉放松的超凡能力。她总是以他人为重，就像我的母亲一样，从来不会因为没有时间或事务繁杂而拒人于千里之外。

外祖母并非典型的知识分子，与终日一遍又一遍地阅读莎士比亚、马克·吐温著作的外祖父不同，她更喜欢加入各种俱乐部。由于受到广泛欢迎，并且具有极高的组织能力与天赋，外祖母成了她加入的所有团体的主席。她同时也是一位优雅而又果敢的女人，喜欢穿缀满鲜花的服饰，很会涂抹指甲，会把餐桌布置得花枝招展，浑身散发着花香型香皂的味道。她是如此和蔼可亲，绝对是一个超级棒的外祖母。

我的母亲个儿高、苗条并且漂亮，不论在高中还是大学，都是一个很受欢迎的学生。她影集里的照片向我们展示了她曾是一个怎样浑身洋溢着幸福快乐的年轻女孩：常常被朋友围绕，打网球、游泳、击剑、骑马、参加女生联谊会的活动，或是一副被多个英俊男友环绕着的吉布森女孩①的模样。这些照片成功地捕捉到了一个与现在截然不同的、无比纯真的年代和世界。在那里，我的母亲如鱼得水；在那里，没有灾难的阴影，没有忧虑和悲伤的面孔，也没有内在的黑暗和不安。母亲之所以相信事情总是可以被预期的，一定源于这些照片所反映出的稳定平和的生活框架，以及世代相传的沉稳、荣耀和深入洞察的家风。

① 吉布森女孩（Gibson-girlish），美国插画家吉布森所画的 19 世纪末美国妇女的典型形象。——译者注

一旦母亲离开原本的家庭，开始组建属于自己的小巢，那些经过几个世纪沉淀下来的看似稳定的基因，便只能为她面对各种混乱和挫折提供微弱的帮助。但毫无疑问的是，母亲性格中的坚毅、不屈不挠的信念，以及她所拥有的爱人、学习、倾听和改变的超凡能力，帮助我成功度过了后来充满痛苦和噩梦的岁月。她并不清楚，要应对疯狂是一件多么困难的事情，也不知道应该对疯狂做些什么——我们没有人知道。但是，仅仅凭借着爱的能力、天生的意志，她却能够充满共鸣和智慧地处理好这一切，而且没有什么能够让她放弃。

不论是父亲还是母亲，都对我创作诗歌和在学校表演戏剧的兴趣给予了强烈的鼓励，还大力培养我在科学和医药方面的爱好。他们从没限制过我的梦想，并且有着一种强大的直觉和敏感，能够辨别我在什么时候是随口乱说，什么时候又是庄严承诺。而即便是随口乱说，他们也会以善良和想象力予以最大限度的包容。

因为受到这种强烈热情的鼓舞，我曾经不顾一切地想要在家里养一只树懒作为宠物。妈妈几乎要被我之前收养过的狗、猫、鱼、海龟、蜥蜴、青蛙和老鼠逼疯，所以对此并不热情。而父亲则为我罗列了一堆有关树懒的科普书籍和文献资料。他认为，除了需要了解树懒的饮食起居、生存空间以及医护需求，我还应该写一些诗歌和散文来描述它对我的意义，设计好它在我们家的作息规律，并在动物园详细观察树懒的行为特点。他说，如果我能把上面的内容全部做完，他们就真的让我养一只树懒。

我很确信，父亲和母亲都明白，我只是喜欢这种古怪的想法，并且以某种方式来表达自己内心的狂野与热情，这可以让我感到十分满足。当然，他们是对的。在动物园亲眼见到树懒之后，我认为几乎没有什么事情比观察一只树懒更乏味无聊了——也许看板球比赛，或者观看电视台播放的房屋拨款委员会会议能比得上，后者我亲自领教过。告别树懒，回到与狗相伴的平凡世界让我感到从未有过的开心，我第一次发现，狗的复杂性和信仰牛顿学说的学者不相上下。

初涉医学

相对于那些古怪的想法，我对医学的兴趣持续了很久，而父母对此给予了充分的鼓励。在我 12 岁那年，他们为我买了解剖工具、一架显微镜以及一本《格雷解剖学》(*Gray's Anatomy*)，事后证明，《格雷解剖学》对当时的我来说实在太过艰深复杂了，但是它让我对真正的医学有了大概的感觉和认识。地下室的乒乓球桌成为我的实验室，我花了无数个下午来解剖青蛙、鱼、蚯蚓和海龟，沿着进化的阶梯逐步向上选择更高级的试验品，直到得到一只小猪的胚胎——它那小小的猪嘴和发育完全的小胡须简直让我倒尽胃口，我这才离开了解剖的世界。

在安德鲁空军基地，我志愿在周末做护士的助手。那里的医生送给我解剖刀、止血钳以及几瓶血浆，让我得以完成许多自制试验。更重要的是，他们每个人都非常严肃认真地对待我的兴趣。在那个女人只能成为护士的时代，他们也从没打击过我成为一名医生的积极性。

他们会把我带在身边，让我观察甚至参与一些很小的外科手术。我一丝不苟地看他们如何缝合伤口、更换绷带、进行腰部穿刺，我会站在一旁，托着工具，仔细地观察伤口，有一次甚至为一位病人腹部的缝合伤口拆线。

我总是很早就来到医院，很晚才离开，并且带回很多书籍和问题，例如：做一名医学院的学生是什么样的？会去接生吗？还是得和死人打交道？我对后者的兴趣格外高，因为曾经有一位医生允许我参加了一次尸体解剖的过程。那实在是太特别也太恐怖了。

我站在冰冷的铁制解剖台旁边，努力不去看那具幼小而又赤裸的童尸，但是根本无法做到。房间内的气味很糟糕，而且充斥着每个缝隙和角落，很长一段时间里，只有容器中摇曳的水和医生晃动的双手才能拉回我的注意力。最后，为了不再去看我正在看的一切，我找回自己理智和好奇的本色，一个接一个地问问题，每一次得到答案之后又跟着另一个问题。比如，医生为什么要划出那样的切口？他为什么要戴手套？这些尸体解剖出的部分会被送到哪里？为什么有些器官要称重而另一些则不需要？

最开始，这只不过是逃避眼前血腥事件的方式，但一段时间之后，这种好奇成了一种具有主导性的强制力量。我开始关注问题本身，而不再去看眼前的那具尸体。从那之后，我的好奇心和秉性无数次将我带到一个我根本无法控制自己情绪的境地，但也正是这种好奇心，形成了足够的距离和屏障，帮助我应对、变通、反思和前进。

精神病医院之旅

15 岁那年，我和护士助手小组的同伴一起去了圣伊丽莎白，一所位于哥伦比亚市的联邦精神病医院。这次经历可远比参加尸体解剖恐怖得多。当汽车驶向医院的时候，每一个人都异常紧张，咯咯笑着发表一些学校小女生式的无聊评论，试图以此来缓解自己对一个在想象中充满了疯子的未知世界的巨大焦虑。我想，令我们感到担心和恐惧的，不仅有陌生感和潜在的暴力行为，还有即将见到某些完全失去控制的人的预想场景。

“你最终会在圣伊丽莎白度过余生”，虽然这只是我们孩提时期的一句玩笑话，可事实上，我并没有任何理由相信自己是完全理智和清醒的。一些不合理的恐惧开始从我的头脑中跳跃而出。要知道，我脾气很坏，虽然很少爆发，可一旦真的爆发，往往就会吓坏我自己和被波及的任何人。我的正常行为如同真空密封，我的脾气就像是其上的一条裂缝，令人烦恼不安。只有上帝才知道，在我因为教养而进行的强烈自我约束和情绪控制之下,究竟隐藏着什么东西。而裂缝就在那里，我知道它们的存在，它们令我不寒而栗。

精神病医院并不像我想象中那么严肃阴沉，那里的地面平整宽阔、优雅美丽，到处长满了参天古树。在医院内的很多地方，甚至可以看到整个城市和河流的绝佳美景，还有南北战争时期的建筑物，它们曾是华盛顿不可或缺的一部分，如今也透露着亲切的氛围。

但是，一踏入病房，建筑和风景所带来的温和优雅便立即荡然无存了。那里的景象、声音和气味，无不笼罩着一种令人恐惧的疯狂味道。在安德鲁空军基地的医院，我习惯于见到大量的护士充斥在手术室和病房中。这里的护士长却告诉我们，在圣伊丽莎白，平均每位医护工作者要照看90位精神病人。想到一个人要去控制如此多有暴力倾向的病人，我好奇地问，这些医护工作者是如何保护自己的。护士长回答说："在大多数情况下，药物可以控制绝大部分病人，但是，我们偶尔也必须用水管来制服他们。""用水管？！"一个人怎么会失控到需要用如此残忍的镇压方法呢？这件事始终萦绕在我的脑海，让我无法忘怀。

然而，更糟的还在后头。当进入女子病房的休息室时，我看到她们穿着古怪的衣服，摆出怪异的动作，站姿僵硬，步伐不安，发出奇怪的笑声，并不时爆发出令人心惊肉跳的尖叫声。有一位妇女像鹳鸟一样站立着，蜷缩起一条腿；在我待在病房的那段时间里，她一直对着自己发出空洞的笑声。而另一位病人，看得出早些年一定是一位美人，她站在休息室中间，一边自顾自地说话，一边把她那浅红色的长发盘起再松开。与此同时，她眼睛快速地转动着，观察任何一个试图接近她的人。

一开始我完全被她吓住了，但她同时也激起了我极大的兴趣，甚至迷住了我。我慢慢地走向她，最后，站在离她只有几步远的地方。我尽可能地控制住自己的紧张情绪，问她为什么会待在医院里。就在这个时候，我用眼睛的余光注意到，我所有护士助手小组的同伴都站在房间最远的角落里，一起嘀嘀咕咕地说着什么。我决定站在原地不动，而此时此刻，我的好奇心早已战胜了恐惧。

就在这个过程中，这位病人一直久久地凝视着我。之后，她略微侧了侧身，不再直视我，开始解释她为什么会待在圣伊丽莎白。据她所说，在她 5 岁那年，父母把一个弹球机放进了她的脑袋里。红色的球告诉她什么时候应该大笑；蓝色的球告诉她什么时候应该保持沉默，远离其他人；绿色的球则告诉她什么时候应该做不断乘以 3 的乘法运算。而每隔几天，就会有一个银色的球从机器中滚出来。就在这个时候，她把头转向我，用眼睛注视着我，我猜她一定是在检查我是否仍然在听。我当然在听，怎么可能不听呢？整件事情既古怪又吸引人。我问她，银色的球代表什么意思。她专注地看着我，然后眼睛里的光芒消失了。她又开始望向虚空，沉浸在某个内在的世界中。我最后也没能知道银色的球究竟代表什么。

虽然为之着迷，但我仍然会因病人的怪异举动而感到害怕。房间中弥漫着一种可以被感知的恐怖氛围，而比这种恐怖更为强烈的，是这些女人眼神中流露出的痛苦。我体内的某些部分似乎出于本能地显现出来，并以某种奇怪的方式体验到了这种痛苦。但我从来没有想过，在未来的某一天，我会站在镜子前，从自己的眼中看到与她们同样的悲哀和疯狂。

白手套与屈膝礼

纵观我的整个青春期，我感到十分幸运，因为我一直受到积极的鼓励，可以去追求自己在医学和科学方面的兴趣。这种积极的鼓励不仅仅来自我的父母和安德鲁空军基地医院的医生，还来自我父母的朋友们。

通常情况下，空军气象服务队的家属会被分派驻扎在相同的军事基地，而其中有一家人与我们家格外投缘。我们总是在一起野餐，一起去度假，共同雇用一位保姆，共赴过数十场电影、晚餐以及军官俱乐部组织的舞会。还是孩子的时候，我、哥哥、姐姐会与他们家的3个男孩子一起玩捉迷藏；我们渐渐长大后，则会一起去打垒球，参加舞蹈课程，参加一些严肃的聚会和略微有些疯狂的派对；而当我们不可避免地成为成年人，最后也就不得不各奔东西。在华盛顿、东京以及后来又回到华盛顿居住的那段童年时光里，我们6个孩子几乎是密不可分的。

他们的妈妈是一位温和、风趣、热情、独立而现实的红头发爱尔兰天主教徒，为我们营造了第二个家，我就像在自己家一样自由出入他们的房子，完全不在乎时间地大口大口享用馅饼、饼干以及数个小时的交谈、温暖和欢笑。她和我妈妈一直是最要好的朋友，我也总觉得自己是她血脉中的一部分。身为一名护士，她总会不厌其烦地仔细听我关于今后如何在医学院学习、写作和研究的计划的长篇大论，并不时穿插进一些“是的，是的，那确实非常有趣”“你当然能做到”或者“你有没有想过……”之类的评论。但是，她从来没有说过“我认为那非常不实际”或者“你为什么不静观一下事态发展再行动呢”这样的话。

她的丈夫是一位数学家、气象学家，他们夫妻简直如出一辙。他总会亲切地询问我最近在做什么项目，在读什么书，正在解剖什么类型的动物以及解剖动机。他会与我严肃地讨论科学和医学，并鼓励我去实现自己的计划和梦想，能走多远就走多远。就像我的父亲一样，他也深切地热爱着自然科学。他会滔滔不绝地讲述物理、哲学和数学，好像每一门学科都是一位独具特色的善妒美妇，需要给予绝对专一的热情和关注。

后来，在经历了别人不断让我降低抱负，或者抑制我的热情等令人泄气的过程之后，我才充分意识到，我的父母和他们的朋友对我的理想持有着多么严肃认真的态度；也只有到了现在，我才开始理解，不论是在智力还是在情感领域，能够尊重并鼓励我的思想和热情，是一件多么重要的事情。热情如火的性格很容易让人对打击自己梦想的人毫无招架之力，幸运的是，我不但被热心的家长们抚养长大，同时也是他们心中的宠儿。

还有什么令人感到不满意的呢？我拥有最好的朋友；生活中充满了游泳、垒球、派对和男友，充实而又积极；在切萨皮克湾度暑假；还见识过很多其他的新鲜事。但是，尽管拥有了所有这一切，仍然有一种意识在慢慢觉醒，我开始意识到，对于一个热情洋溢、活泼善变的女孩来说，身处于一个极端传统和军事化的世界究竟意味着什么。

在交际舞会这个陌生的领域内，独立、躁动和少女情怀以一种并不那么轻松的方式交织、碰撞在一起。海军交际舞会让军官的孩子们学习良好的社交礼仪、舞蹈、戴白手套以及其他不现实的事物，同时，也让孩子们了解以下现实——如果他们到十四五岁还没有痛苦地明白的话：将军位列于上校之上，上校则位列于少校、上尉、中尉以及其他所有人之上；而所有人，是的，所有人都位列于儿童之上。而在儿童内部的等级排列中，男孩永远位列于女孩之上。

要将这种令人愤怒的烦琐等级观念挤压进年轻女孩的头脑，其中一种方法就是教会她们古老而又荒谬可笑的屈膝礼。我想，恐怕没有一个头脑正常的人愿意容忍这种古怪的屈膝礼。在行事和观念一向特立独行、不落俗套的父亲的自由教育之下，我更无法想象有人真的也要我这么做。

整整一排蓬蓬裙摇曳的女孩站在我面前，我注视着她们依次优雅地行屈膝礼。“胆小鬼，”我默默地想，“胆小鬼。”然后，到我了。我感到体内有些东西快要爆发了。太多次看到女孩被要求表示默许和服从，这已经令我愤怒不已；而更令我义愤填膺的则是，如此多次看到这些女孩自愿遵循表示服从和谦卑的礼仪。所以，我拒绝行礼。

对其他世界来说，拒绝行礼或许只是一个小问题。但是，在这个充满了军事化习俗和法则的世界，这个视符号和服从为一切、一个孩子的不当行为会严重影响父亲升迁的世界，这种拒绝无异于宣布了一场战争。拒绝来自成年人的命令，无论这命令有多么荒谬，都是行不通的。考特妮小姐，也就是我们的舞蹈老师，对我怒目而视。我依然拒绝。她狠狠地说：“杰米森上校会对此感到非常愤怒。”我说：“我肯定，杰米森上校对此根本不会在乎。”

但是我错了，事实证明，杰米森上校确实很在意。在他看来，不论教女孩子向军官和他们的妻子行屈膝礼这件事有多么荒谬，我都不应该对别人粗鲁无礼。我道了歉，在这之后，他和我共同想出了一个妥协性的屈膝礼，一个只需要很轻微地弯曲膝盖并降低身体的动作。这是一个巧妙的处理办法，也是我父亲在面对糟糕的局面时颇具创造性的典型策略。

我虽然憎恨行屈膝礼，但却喜欢优雅精致的晚礼服，喜欢音乐和舞蹈，以及举办舞会的夜晚所散发出的魅力。不论多么渴望自身的独立，我都发现，我永远会被这个传统世界吸引。居住在这个高墙耸立的军事世界中，可以带给人一种奇妙的安全感。明确的期待、极少的借口，这是一个完全信赖公平、诚实、勇气，以及崇尚为祖国献身的精神的社会。诚然，这里的人际关系往往建立在某种程度的愚忠之上，但这是因为它不得不承载众多充满热情和堂吉诃德式幻想的年轻人，他们每个人都在用自己的生命冒险。这同样也是因为，它不得不容纳一群缺乏社会经验的科学家，他们中的很多人都是气象学家，并且大部分人都像飞行员一样深切地热爱头顶的蓝天。

这是一个建立在充满张力、浪漫、纪律与相互竞争上的社会，是一个充满了兴奋、愚弄、放荡生活和猝死的复杂世界。它为我们打开了一扇窗，让我们看到了19世纪的生活究竟是什么样子。它的好处与坏处都一览无余：文明、亲切、人才辈出，对个体的软弱性异乎寻常地难以容忍。在这里，每个人都被假定为乐于牺牲自己的需求，愿意实行自我控制和约束。

母亲曾告诉过我一段经历，是关于她某一次参加在我父亲的指挥官家里举办的茶话会的事。这位指挥官的太太与所有受邀参加茶话会的太太们一样，共同点是嫁给了飞行员。她的一个重要任务就是，教给那些年轻的太太一切有关礼仪的事情，例如如何举办一场恰当的晚宴派对、如何在空军基地参与社区活动。当对这些话题的讨论进行了一段时间之后，她将话题转向了当时所面对的实际问题。她说飞行员绝不能在飞行的时候愤怒或难过。愤怒会导致判断失误或分心，进而可能引发飞行事故，使飞行员丧命。因此，飞行员的太太绝不能在丈夫准备执行飞行任务时与他发生任何争执。镇静和自我约束不仅是女人被要求具备的性格，更成了必要的特质。

就像我妈妈事后所说的，每一次丈夫在执行飞行任务的时候，她都担心得寝食难安，可这还不是最糟糕的——现在，她还被告知，自己还要为丈夫的飞行事故担负责任。愤怒和不满会杀死他们，所以一切都只能自己承受。比起其他社会，军队的生活显然更重视也更需要女人行为检点、彬彬有礼和性格沉着的特质。

假如你在那段充满白手套和宽边帽的单纯岁月里告诉我，两年之后，我将会陷入精神疾病的魔爪，一心求死，我可能会大笑，可能会迷惑，也可能置之不理。但最可能的还是大笑不止。

可就在我渐渐开始适应身边的这些矛盾和变化，并第一次感觉自己植根于华盛顿的时候，父亲从空军基地退休了，并在加利福尼亚州的兰德公司找了一份科学研究的工作。当时是 1961 年，我只有 15 岁，也是从那时起，我的世界开始分崩离析。

从华盛顿到加利福尼亚

我入读太平洋帕沙迪斯高中时，已经是该学年正式开始的几个月之后了。这种情况虽然对军人子女来说并不稀奇，但是也清楚地提醒我，此后的生活将与以前的大不相同。

序幕依旧是例行的转学仪式，即站在一整个教室的陌生人面前，用令人难以忍受的 3 分钟时间来介绍自己。在一所充满军官子弟的学校这么做就已经困难重重了，更何况是在一群富有而又厌倦享乐的南加州孩子面前，情况简直是荒谬可笑。当我说到自己的父亲曾是一名空军军官的时候，我忽然意识到，自己好像在说父亲是黑脚雪貂或者北卡罗来纳蝾螈。全班死一样的寂静。要知道，在太平洋帕沙迪斯高中，能够被承认的家长的职业，就只有“企业家”（即电影行业从业者）、有钱人、律师、商人，或者声名显赫的医生。每当我毕恭毕敬地用“是，女士”或“不，先生”来回应老师的时候，一连串嘲笑之声更是让我深刻地领略到了“平民学校”的特色。

在很长一段时间里，我都感到无依无靠。我强烈地怀念着华盛顿。那里有我的男朋友，失去他简直让我再也无法快乐起来。他是一个金发碧眼、风趣幽默而又热爱舞蹈的男孩，在我离开华盛顿前的几个月里，我们几乎形影不离。他是引领我从家庭中独立出来的导师。就像那个年龄段的所有少女一样，我也相信我们的爱会持续到永远。

同样被遗留在华盛顿的，还有一大群好友、关系密切的邻居、真挚的温暖和欢笑、我所熟知并热爱的传统习惯，以及一座带给我家的感觉的城市。更重要的是，我失去了从记事以来就熟悉的、保守的军事化生活方式。我曾待过的育婴中心、幼儿园以及大部分小学都建在空军或陆军基地。我的初高中虽然是在马里兰一所非军事基地内的学校，但也主要是面向军人、联邦政府和外交人员的子女。那里实在是狭小、温暖、没有威胁、与世隔绝的世外桃源。而加利福尼亚，至少太平洋帕沙迪斯高中，对我来说太过冷漠和浮华了。

我就像失去了停泊港湾的小舟，虽然表面上可以迅速调整，去适应新学校、获得新朋友——这主要归功于之前不断转学的经验，让我具有了能够和他人迅速打成一片的开朗个性，但我的内心却郁闷异常。我把大量的时间花在哭泣和给男友写信上。我甚至极为愤怒，因为父亲选择在加利福尼亚工作，而不是继续留在华盛顿。我焦虑地等待朋友们的来信和电话。

在华盛顿，我曾是学校里的领袖式人物，是所有团队的领导。在那里，几乎没有什么学业竞争，家庭作业既沉闷又机械，不需要多少努力就能完成。太平洋帕沙迪斯高中的一切则全然不同：这里的体育运动很不一样，我从未接触过。所以，直到很长一段时间之后，我才证明了自己在运动方面的天赋。更令人沮丧的是，这里的学业竞争非常激烈。我几乎每一门课的成绩都落在后面，而且不知要过多久才能赶上。事实上，我觉得自己从来没有赶上过。从一方面来看，周围围绕着如此多聪明而又有竞争力的同学，无疑是一件令人愉快的事情；

而从另一方面来说，这也会让我感到陌生、羞耻和极度挫败。要承认自己确实在学业和能力上都技不如人，这并不是一件轻松的事情。可尽管这样，我仍然慢慢开始适应这所新高中，缩短自己与同学之间的学业差距，并开始结交新的朋友。

不论这个新世界对我来说有多么奇怪，或者我对这个新世界来说是多么格格不入，我都开始在现实生活中渐渐步入正轨。一旦熬过最初的这些打击，我忽然发现，高中带给我的是一段非凡的教育经历。其中的某些经历就来自教室之内。我开始感到，与我的新同学进行完全开诚布公的交谈是多么令人沉醉。他们每个人似乎都至少拥有一个，甚至两三个继父或继母，当然，这取决于家庭的离婚次数。

朋友们的经济后盾强得惊人。他们中有很多人对性十分熟悉，简直可以为我提供充足的资料和数据，让我开展一项基础研究。我新交的大学生男友则为我补充了实践经验。他是加州大学洛杉矶分校的学生，而我恰好在那里的药理学系从事周末志愿服务工作。我认为他具有我当时所需要的一切：年长、英俊、就读于医学预科、为我疯狂、拥有自己的汽车，而且，他像我的第一个男友一样酷爱舞蹈。我们的关系一直持续到我结束高中生活，而现在看来，他不过是我借以逃避家庭、远离纷乱的一条途径，远算不上让我真正严肃认真地投入爱情。

我第一次知道什么是“祖先为英国新教徒的美国人”（WASP），而我自己正是其中一员。来到加州之前，我从来没有听说过这个词汇。我一度以为，作为一名“祖先为英国新教徒的美国人”，就意味着守旧、沉默寡言、行为刻板、毫无幽默感、冷酷无情、平淡乏味、智力平平，但是另一方面，这种身份好像很令人费解地被他人艳羡。不论在当时还是现在，对我来说这都是一个非常奇怪的概念。它直接造成了校园中的群体分裂。一些人昼夜歌舞升平，倾向于 WASP 帮；另一些人则显得不拘小节、疲惫不堪，沉溺在对知识的追求当中。出于某些原因，我在这两个世界之间摇摆，但却都怡然自得。WASP 的世界为我与过去提供了一条纤细但重要的联结，知识世界则成了我赖以生存的一个部分，更为我将来的学术生涯奠定了坚实的基础。

另一个父亲

过去的终究要过去。那个军事化的华盛顿世界虽然安逸舒适，但是终究已离我远去：一切都发生了改变。早在我们搬家去加州之前，哥哥就已离开家奔赴大学，这给我的安全网留下了一个巨大的空洞。而我与姐姐的关系一向问题多多，最好的时候也是摩擦不断，偶尔还会敌对，更多的则是彼此疏离。在适应加州的生活上，她遇到的问题远多过我，但是我们从来没有就此进行过交流。我们各自走着不同的路，这种差异让我们好像两个从未住在一起的陌生人。

我的父母虽然仍住在一起，但已是貌合神离。母亲忙于教学和照顾儿女，同时就读于大学研究所，父亲则沉浸在他的科研工作中。他的情绪仍然偶尔异常高涨，每当这个时候，快乐和活力就会倾泻而出，让整个家都溢满温暖与欢笑。但是，他偶尔超越理性的范畴，其宏伟浮夸的想法也开始超越兰德公司所能容忍的最大范畴。记得有一次，他提出了一项计划，要测定几百个人的智商，而他们中的绝大部分已经死了。他的想法不可谓不新颖奇特，只是太过惊世骇俗，而且与他凭其领取薪水的气象学领域毫无关联。

地位的滑落导致情绪的低落，以往那些在父亲快乐时充满房间的音乐，现在被一股抑郁的阴霾取代。在我们搬到加州后一年左右的时间里，父亲的情绪越来越阴暗，我却无力去改变什么，只能一直等待，再等待，希望能够重新看到他欢笑、高涨的情绪和惊人的热情。但是，除了偶尔的闪现之外，它们已经完全被愤怒、绝望以及阴冷的退缩情绪掩盖。一段时间之后，我几乎认不出父亲了。有时候，他完全被抑郁压垮，甚至无法下床，对生活和未来的各个方面都抱着深切的悲观态度。有时候，他的暴怒和尖叫让我不寒而栗、恐惧异常。要知道，我的父亲是一个说话向来轻声细语的绅士，我从没见过他提高嗓门。可现在，一连数天乃至数周，我甚至害怕在早餐或者放学回家时见到他。

父亲还开始酗酒，这无疑让一切变得更糟。母亲和我一样彷徨无助、恐惧担忧，我们都试图通过工作和朋友来逃避这一切。我花比平时多得多的时间来与狗相处——那是我们在华盛顿领养的一条小狗，我与它几乎无时无刻不在一起。夜里它会蜷缩在我的床上，花几个小时倾听我讲悲哀的故事。就像所有的狗一样，它真是一个绝好的聆听者，不知有多少个夜晚，我抱着它的脖子，哭泣着进入梦乡。小狗、男朋友以及新的朋友们让我坚持走过了那段家庭生活混乱的岁月。

我很快就发现，遭到黑暗和混乱情绪侵扰的，不仅仅是父亲一个人。到我 16 岁或 17 岁的时候，已经可以明显看出，我的热情和能量会让周围每一个人精疲力竭。在经过持续几周神采飞扬、无须睡眠的状态之后，我的思维又会猛然陷入生命中最为阴暗的角落。

我最好的两位朋友——都是男生，他们富有吸引力、喜欢嘲讽、个性强烈，也同样有一些抑郁倾向。尽管我们都努力想要过更加正常和快乐的高中生活，但仍然偶尔会成为“问题三人组”。我们 3 个都担任学校的学生干部，并且都在体育和其他课余活动中表现得非常积极、活跃。除了在学校这片净土时，我们在其他时候也形影不离、友谊深厚。我们会共同欢笑；严肃地讨论死亡；酗酒；吸烟；彻夜玩“真心话”的游戏；积极讨论自己未来的生活方向，探讨死亡的途径和原因；听贝多芬、舒曼和莫扎特的音乐；滔滔不绝地就一些与忧郁或存在主义相关的著作进行辩论，其中包括德国作家黑塞（Hermann Hesse）、美国作家梅尔维尔（Herman Melville）以及英国诗人拜伦、哈代（Thomas Hardy）的作品。

我们感受到的混乱、阴郁都是那么真实诚恳。后来发现，我们当中的两人都具有躁郁症的家族病史，而另一个人的母亲则开枪射穿了自己的心脏。虽然共同体验了痛苦的开始，但之后的过程则需要我们各自独立面对。我的这个过程比预想中要来得更早。

初逢躁郁

在高三那一年，我第一次遭到躁郁症的侵袭，而进攻的号角一旦吹响，我便迅速丧失了自己的理智。一开始，似乎一切都变得轻松了起来，我就像一只疯狂的鼬鼠，头脑中充满了计划和热情。我沉浸在运动之中，整晚熬夜，通宵达旦地与朋友外出狂欢，阅读那些我并不完全明白的书籍，在笔记本上写满诗歌和戏剧片段，并为自己的将来制订了很多宏伟但完全不切实际的计划。整个世界好像都充满了欢乐和希望，我感觉不错。不，不只是不错，而是感觉棒极了。我觉得自己简直无所不能，没有任何事情可以难住我。我的头脑似乎很清醒，全神贯注，能够凭借直觉理解先前完全不懂的数学难题。事实上，直到现在我也没有弄懂它们。在那个时候，一切都是那么完美、合理，而且彼此关联，形成了一张壮阔的宇宙关联网。

这种自然世界的法则所带来的奇妙感觉让我兴奋无比，我迫不及待地抓住每一个朋友，想要告诉他们这一切有多么美妙。然而，我对美妙宇宙的见解显然没有让他们同样感到震撼，相反，他们更深刻地感受到了我热情洋溢的漫谈是多么让人精疲力竭："凯，你说得太快了。""慢一点，凯。""凯，我听得好累。""慢一点，凯。"即便有时他们没有说出类似的话，我仍然可以从他们的眼睛里读出这样的信息：天啊，凯，请你慢一点吧。

最终，我真的慢了下来。事实上，这就像是踩了急刹车。与几年后的严重躁狂发作不同，此时我的疯狂并没有野蛮地增长，神经也不曾彻底失去控制。第一次轻躁狂发作，只算得上是真正躁狂发作的一次缩略版。但就像之后几百次的热情高涨一样，它短暂而又迅速地烧干了我体内的能量。这也许令我的朋友们感到厌烦，但却让我在精疲力竭的同时倍感快乐，并不会让我过度烦恼。

可在这之后，无论是我的生活还是思想，都发生了翻天覆地的变化。我的思维不再像水晶球般清澈明晰，而变成了一种强烈的折磨。我会一遍又一遍地阅读同一个章节的内容，却完全不知道自己究竟看了些什么。不论是哪一本书还是哪一篇诗歌，都是如此让我无法理解。一切似乎都失去了意义。我无法跟上老师在课堂上讲述的内容，只能凝视着窗外，全然不知道周围到底发生了什么。这种感觉实在是太恐怖了。

我已经习惯于将思想看作最好的朋友，习惯于在头脑中与自己进行无穷无尽的交流，也习惯于用思考所带来的快乐和分析能力，让自己从痛苦或烦扰中解脱出来。我理所当然地依赖于思维的敏锐、有趣和忠诚。但是现在，我的头脑忽然开始成为我的敌人：它嘲讽我的理想是索然无味的，嘲笑我所有愚蠢的计划，也不再把任何事物看作有趣、快乐或有价值的。

我再也无法集中注意力进行思考，却一次又一次联想到死亡：如果我行将就木，做与不做又有什么区别？生命是如此短暂而又没有意义，为什么我们还要继续活下去？我完全丧失了精力，早上几乎无法让自己从床上爬起来。无论走到什么地方，我都要比平时多花上一倍的时间，而且会反复穿着同一件衣服，因为我根本无力判断自己应该穿什么。我害怕与人交谈，尽可能回避朋友，从早到晚地呆坐在图书馆。在我迟钝的身体中，有一颗僵死的心和像泥土一样冰冷僵硬的头脑。

精疲力竭的身心

每天早上，我都会带着深深的倦意醒来，体验一个完全陌生的自己，感到生活无比令人厌烦和无聊。一种灰暗、阴冷的观念占据了我的头脑，死亡、濒死、腐烂，这些词汇在我的头脑中挥之不去。如果一些事物生来便注定要死去，为什么不现在就死掉？那就可以免于等待的痛苦。我拖着精疲力竭的身体和心灵，徘徊在当地的墓园中，反复思考每一座墓碑的主人曾经在世上生活过多长的时间。我坐在墓地，书写着长长的、沉闷而又病态的诗歌，深信自己的头脑和身体正一步步走向腐烂凋零，且周围的人早已明白这一点，只是闭口不谈而已。这段令人精力衰竭的过程，穿插着短暂的狂热和焦躁，无论我如何奔跑，也得不到任何解脱。有好几个星期，我都会在离家上学前的早饭桌上，往自己的橙汁中掺伏特加，并无法控制地想要自杀。

但是，我拥有一种惊人的天赋，能够让自己的外在行为表现得与内心真实感受迥然不同，因此几乎没有人发现我与以前有什么不同。当然，我的家人也没有注意到。我的两个好朋友倒是对此感到十分担心，但是我让他们发誓，绝不把这件事情告诉我的父母。还有一位老师注意到了，一位朋友的家长更是把我单独叫到一边，问我哪里出了问题。我均用准备好的谎言来应对：我很好，谢谢关心！

我并不清楚为什么在学校大家都认为我是正常的。也许是因为周围的人太过忙于自己的生活，很少注意到他人眼中露出的绝望，特别是当他人还刻意掩藏自己内心的痛苦时。而我为此付出了巨大的努力，以换取不被他人注意到。我知道自己一定有什么地方出了严重的问题，但是并不清楚是什么问题。从小到大，我所受到的教育就是“自己的事情自己负责”。正是由于上述种种原因，我可以轻而易举地与朋友或家人保持一段心理距离。就像雨果曾经写到的那样：“坦率地说，我在很多时候都显得非常快乐、心情舒畅，在众人面前侃侃而谈，好像上帝也能体会到我身体内的欢愉。但我的灵魂却保持着死亡般的沉睡，几千处心灵的伤口不断涌出鲜血。”

想要让自己的心灵和头脑避免如此剧烈的创伤，这根本不可能。我惊讶地发现，自己竟然根本无法了解周围所发生的一切。我明白自己的想法已经完全失去了控制，并真正意识到我是如此抑郁，只求一死了之。这些创伤在几个月之后才开始慢慢自愈。回顾过去，我惊讶于自己竟然能够坚持着活下来，竟然可以依靠自己的力量活下来，要知道，高中生活本身就充满了复杂艰辛，距死亡更是一步之遥。在那几个月当中，就像所有丧失了自我、走在死亡边缘、远离庇佑的人一样，我也迅速地老去。

AN UNQUIET MIND

A MEMOIR OF MOODS AND MADNESS

生命的一课 02

我越来越清晰地看到，自己躁动不安的情绪和行为，根本无法支撑我完成医学院的学习生活。威廉·詹姆斯的强烈影响，以及我自身起伏不定的气质，都让我最终下定决心：放弃医学专业而选择攻读心理学博士。

18岁那一年，我心不甘情不愿地开始了在加州大学洛杉矶分校的学业。那并不是我想去的地方。多年以来，我一直在首饰盒中珍藏着一枚芝加哥大学的别针，这是父亲送给我的礼物。它由红色珐琅和纯金构成，精致的金链将这两个部分巧妙地结合在一起。在我眼里，这枚别针具有无与伦比的美丽，我很希望能赢得佩戴它的资格。另一个让我想要去芝加哥大学的理由，就是这所大学向来以包容，甚至可以说鼓励学生特立独行而誉满全美，而且，我的父亲以及外祖父——一位物理学家，都是那里的毕业生。但是，父亲丢掉了兰德公司的工作，家里的经济条件让这一切变得不再可能。所以，与大部分去哈佛、斯坦福或耶鲁的朋友不同，我只能申请去加州大学洛杉矶分校。

我对此感到极为失望，我是如此热切地盼望着能够离开加州，去一所相对较小的学校，获得独立自由。然而，当我多年后再度回首，才发现加州大学洛杉矶分校确实是最适合我的地方。加州大学洛杉矶分校为我提供了绝佳且别具一格的教育，一个可以从事独立研究的机会，以及只有大型学校才能提供的属于性格激烈的人的避风港。但是，无论它多么美好，都永远无法为我痛苦的心灵提供有意义的保护。

大学时光

对很多人而言，大学无疑是自己人生中最美好的一段时光。但对我而言，情况截然相反。在大部分的大学生活中，我始终陷在同狂暴、可怕的情绪作斗争以及与之相关的接连的噩梦中。其间只有偶尔几周或几个月的时间，我能享受到快乐、激情、高涨的热情，以及长时间投入艰苦但令人愉悦的工作中的幸福。这种不断变换的情绪状态自有其吸引人的一面，在很大程度上，它不时唤起我在高中时体验到的那种沉醉、兴奋。那实在是太不同凡响了，我的大脑中会迸发出各种各样的主意，充沛的精力则让我可以将任何幻想付诸实践。那些平凡保守的观念被我抛诸脑后，我的裙子越来越短，领口越开越低，我要尽情享受我的青春。几乎一切事物都变得极端而夸张，一张贝多芬交响曲的光盘不够，我要买 9 张；5 门课程不够，我要上 7 门；两张音乐会的门票不够，我要买上 8 到 10 张。

就在我大一那年的某一天，我走过加州大学洛杉矶分校的植物园。在凝望流经植物园的小溪时，我忽然清晰地回想起丁尼生[①]在《亚瑟王叙事诗》（*Idylls of the King*）一文中的某个场景，就是有关“湖中仕女”的景象。在一种激烈而又急迫的冲动驱使之下，我飞快地跑到书店找到了这本书，并买下了它。但在我离开学生中心书店的时候，肩上却扛了沉沉的 20 本书，这其中有一些是与丁尼生的诗歌有关的，

① 丁尼生（A. Tennyson，1809—1892），英国诗人，重视诗的形式、音韵和辞藻。重要作品有《尤利西斯》《亚瑟王叙事诗》等。——译者注

另一些则与亚瑟王的传说只有着微弱的联系，像英国作家托马斯·马洛礼（Thomas Malory）的《亚瑟王之死》（*Le Morte d'Arthur*）、怀特（T. H. White）的《永恒之王》（*The Once and Future King*），还有《金枝》（*The Golden Bough*）、《凯尔特国度》（*The Celtic Realm*）、《爱洛绮斯和阿贝拉书信集》（*The Letters of Héloïse and Abelard*）、荣格和英国诗人格雷夫斯（R. Graves）的著作、有关崔斯坦和伊索德[①]的书、某些神话选集以及苏格兰童话集。

在当时的我看来，这些书籍之间存在着非常紧密的联系。它们不仅仅彼此关联，而且还蕴藏着一把神奇的钥匙，可以解答我头脑中对于混乱宇宙观的种种疑惑。亚瑟王的悲剧向我们解释了有关人类本质的一切——热情、背叛、暴力、优雅以及野心。我的头脑在不停运转，力图找到绝对的真理。当然，考虑到我的洞察力所具有的普遍包容性，购买这些书在当时是绝对必要的，而它们之间也确实存在某种引人入胜的逻辑关联。

但是，在现实世界中，我根本无法承受这种冲动购物带来的后果。事实上，我每周都要花 20~30 个小时打工，以此支付我在大学的费用，根本没有多余的钱来满足自己偶尔高涨的购物欲。不幸的是，数周的兴高采烈、志得意满之后，我又会再次陷入抑郁的痛苦中，而银行寄出的透支账单也总会在这个时候准时到来。

---

① 崔斯坦和伊索德（Tristan and Isolde），崔斯坦为英国亚瑟王传奇故事中著名的圆桌骑士之一，因误食爱情药，与国王之妻伊索德相恋。——译者注

白昼之后是黑夜

就像高三的时候一样，在能量十足的时期，我对学业总是非常得心应手。在情绪持续高昂的几周中，不论是考试、实验室研究工作还是论文，对我来说都易如反掌。这个时候，我还会投身于各种政治和社会活动，从校园组织的反战活动到一些更为怪异的狂热活动，例如抗议化妆品公司屠杀海龟来制造美容产品。有一次，我用一幅自制的海报来抗议当地一家商店的暴行。海报上笨拙地画了两只海龟，它们正蹒跚地爬过海滩，头上闪耀着数点星光——在我看来，这一点具有极其重要的警醒意味，可以让人们了解它们超凡的导航能力。我还在图的下方用红笔写了一句话："你的皮肤让它们赔上性命。"

可就像白昼之后夜晚必然会降临，我的情绪再次坠入低谷，思维又一次陷入阻塞。我丧失了对学业、工作、朋友、书籍、闲逛和白日梦的所有兴趣，我不知道自己身上究竟发生了什么，每天早上醒来都会带着深深的恐惧，生怕自己无法熬过这漫长的一天。我会花几个小时呆坐在图书馆，甚至没有力气让自己站起来走进教室。我会呆呆地望向窗外，望着我的课本，把它们重新码放、摆在不同的位置，却一页也不曾翻开，心里想着干脆退学算了。当我去上课的时候，情况仍然没有一点好转，不但没有好转，而且痛苦异常。我根本无法理解老师所讲的内容，感觉只有死亡才能让我摆脱密密包裹着自己的阴郁和压迫。我感到孤立无援，听到同学们充满朝气的谈话更是加深了我的孤独感。我不再接听任何电话，不断地洗热水澡，希望能够借此逃离这种死一般的沉寂状态。

有时候，严重的焦虑会让这种绝望感变本加厉。尽管头脑中不断变换着各种各样的主题，但是我再也不能像以前那样，脑中充满丰富多彩的思维内容。这时我脑海中闪现的是各种与腐朽和死亡相关的可怕声音和影像：横躺在海滩上的尸体、烧焦的动物残骸、停尸房中脚趾上挂着吊牌的死人……在这段焦虑的时期，我格外坐立不安、暴躁易怒，而缓解焦虑的唯一方法就是沿着海滩奔跑，或是像动物园里的北极熊一样在房间中徘徊、踱步。我不知道自己究竟怎么了，也从没想过要向别人寻求帮助。我从没意识到自己可能是病了，我的头脑中压根儿就没有闪现过这个词。

然而，当我在变态心理学课堂上听完有关抑郁症的一节课后，我走进了学生健康服务中心，想找一位精神科大夫寻求帮助。我一直走到诊所外的楼梯间，却只能坐在那里，心里充满了恐惧和羞耻，既不能走进诊所，也不能拔脚离开。我把头藏在两只手掌中间，不停地抽泣，在那里坐了一个多小时。然后我起身离去，从此再也没有去过那里。最终，我身上的抑郁自动消失了，不过那只是短暂的消失，只是为下一轮攻击所做的准备和酝酿。

因祸得福

不过，似乎在每一次陷入困境时，我都有因祸得福的运气。这种情况也发生在我大一的时候。那时，我选修了一门有关人格理论的高级心理学课程。教授在课堂上展示各种评估人格和认知结构的不同方法。有一次，他带来了一套罗夏墨迹测试卡片，并要求课堂上的每个人写下自己的反应。我多年以来望着天空中的云朵，探寻它们的形状，这些付出终于有了表现的机会。那天，我的思绪格外活跃，在与生俱来的敏锐基因的作用下，我写了一页又一页，事后看来，那全都是稀奇古怪的反应。

我还记得，那门课人数众多，每个人都要把自己写的答案传到前面交给教授。他则会随机挑选一部分，大声朗读。在课程进行到一半的时候，我忽然听到一些熟悉的句子，这才意识到原来他正在朗读我写的内容。这些内容中有一部分很幽默，也有一些听上去十分古怪离奇。至少我听上去是如此。班上的大部分同学都在哈哈大笑，我则低头盯着自己的脚，羞愧得想要钻到地下。

念完我写的那份字迹潦草、密密麻麻的报告之后，教授说请写这份报告的人在课后留下来，希望能与之交谈。我肯定，作为一名心理学教授，他一定一眼就看出了我是个精神病患者。我害怕极了。现在回想起来，我猜他实际看到的不过是一个热情奔放、果敢决断、严肃认真、心中有些困扰的学生。但在当时，由于我已经对自己的症状表现了如指掌，因此主观地认为他一定也可以轻而易举地看出我的问题。

他让我陪他一起走回办公室。就在我开始想象自己被送入精神病院的场景时，他告诉我，他教书这些年来，从来没有遇到过其他人能对罗夏墨迹图做出如此有“创造力”的反应。那些毫无疑问会被某些人看作精神失常的反应，却被他如此仁慈地称为“创造力”。这是我第一次真切地了解到，原来在荒诞不经与原创思考之间，存在着一条复杂而又模糊不清的界限。他能够对我写的东西给予积极而不是病态的评价，我至今仍然心存感激。

教授询问我的相关背景，我告诉他，自己是一名大一新生，希望能够成为一名大夫，现在正在打工支撑学业。他指出，根据学校规定，我不能选修他的课，因为这是为大三和大四学生开设的。我对他说，我完全清楚这一点，但这门课看上去很有意思，而这条规则实在是太过武断专横了。他听完之后哈哈大笑。我忽然意识到，自己已经处在一个会因为独立性而受人尊重的环境中，再也没有考特妮小姐，也没有人要求我去行屈膝礼。教授继续说，他有一个实验室助理的位置正空着，并询问我是否对此感兴趣。我当然感兴趣。这意味着我可以摆脱无聊的妇女时装店的收银工作，并开始学习进行研究。

那真是一段奇妙的经历：我学会了编码和分析数据、用电脑编程、整理研究文献、设计研究、撰写并准备发表科学论文。我为之工作的教授当时正在研究人格结构，这让我渐渐发现，调查研究个体间的差异是如此令人着迷。我终日沉浸在工作中，并由此发现，它绝不仅仅能带给我受教育的机会和收入，还是逃避现实的最佳手段。研究工作与上课完全不同，上课就像世界上的其他日程一样沉闷无聊，而且把每个人的情绪和表现都假定成固定不变的。相对来说，研究工作则可以让我独立而灵活地安排自己的时间，这让我感到无比开心。

学校管理者并不会考虑躁郁症患者在行为和能力方面的周期性变

化，因此我的成绩单上写满了不及格和未完成的课业。幸运的是，我的研究报告总能平衡这些糟糕的成绩。纵观大学这几年，我起伏不定的情绪状态和已经出现的严重抑郁，无疑让我的个人生活和学业都遭受了沉重的损失。

经过两年的大学生活之后，也就是在我 20 岁那年，我决定休学一年来摆脱生活中的痛苦烦扰，到苏格兰境内的圣安德鲁斯大学开始新生活。当时，我的哥哥和表兄都在英国的大学念书，他们都希望我能够去英国与他们会合。但是，我深受父亲所挚爱的苏格兰音乐和诗歌影响，又被凯尔特人冰火相容的民族性格吸引，所以没有去英国。虽然我极力想要摆脱父亲阴郁而又多变的情绪所带来的阴影，但却无法摆脱祖先遗留在自己体内的苏格兰血统。我或多或少相信，如果能够溯本归源，我就可以更好地理解自己混乱的感受和思维。因此，我申请了联邦奖学金，并第一次成为一名全日制学生。我离开洛杉矶，开始了白天钻研科学，晚上享受音乐和诗歌的一年。

一只需要分解的蝗虫

我的导师曾经说，圣安德鲁斯是他所知道的唯一一个雪会平行落下的地方。他是一位声名显赫的神经生物学家，一个身形修长的英国约克郡人。就像他的许多英国同胞一样，他深信好天气根本就没有进入苏格兰，更不要说文明了。我想，至少在天气这一点上，他说得并没有错。圣安德鲁斯，这座古老的灰色石头城就坐落在北海边，只有亲身经历，才能了解深秋和寒冬的刺骨冷风。当时，我已经在苏格兰生活了好几个月，对这种情况深有体会。冷风在圣安德鲁斯小镇的东沙地区显得格外猖狂，而这正是圣安德鲁斯大学海洋生物实验室的所在地。

大约有十几名动物学专业大三学生，坐在这个阴冷潮湿、摆满了鱼缸的实验室里。虽然大家都穿着厚厚的羊毛外套，戴着羊毛手套，但仍然止不住地浑身颤抖、牙齿打战。我这种不速之客忽然出现在高级动物学课堂上，导师的惊讶程度远远大过我自己。在动物学领域中，他是蝗虫的听觉神经这个非常具体的学科中公认的权威，而在发表苏格兰平行落雪的见解之前，他已将我在动物学方面令人发指的无知公之于众。

那天要做的实验是对蝗虫的听觉神经进行电生理记录。除我之外，每个学生都曾受过几年这方面的专业训练，全都简洁娴熟地分解了需要的蝗虫器官，并开始记录。我完全不知道自己在做什么，我的导师也很清楚这一点。我不得不再次怀疑为什么学校要把我放在这么高水平的科学研究中。不过，我倒是顺利地完成了把蝗虫从养殖箱中取出来的任务（由于昆虫室里非常暖和，我在里面拖延了好久），并最终把它分解为头、躯干和翅膀这几个部分。但这显然没有什么用。

我感觉到导师瘦长的身影出现在背后，我转过头，正看到他脸上浮现出嘲讽的微笑。他径直走上讲台，画了一个状如蝗虫的东西，又在这个动物的头部划出一个区域，用最刻意造作的腔调说：“杰米森小姐，为了让您有所启发，这儿，就是耳朵。”全班哄堂大笑，连我也忍不住笑了出来。从此，我便在之后的一年中，坦然面对自己毫无指望地落后于课程进度的尴尬。但即便如此，我仍然从中收获良多，而且在学习过程中感到无比快乐。

我的蝗虫实验笔记已经深刻地反映了，我一早便认识到自己这方面能力的不足。我会在实验报告之后详细地记录实验方法："从蝗虫身上取下头、翅膀和四肢，切开胸腹片，露出气囊，找到听觉神经，并从中间切开，以此阻断大脑基底核的可能反应……"报告的结束语则是："由于错误理解了指导语，并对实验内容缺乏了解，因此没有进行大范围的音高测试。当实验者最终明白了先前误解的指示，听觉神经已经因为过度疲劳而衰竭，同样疲劳衰竭的还有实验者本人。"

不过，研究无脊椎动物也是有很多好处的。首先，与心理学研究不同，你可以吃掉自己的实验对象。那些刚刚从海里打捞上来的新鲜美味的龙虾，格外受欢迎。我们将龙虾放在烧杯中，用本生灯煮熟，大吃特吃。直到某位老师说"一定会有人注意到，我们的实验对象似乎每天晚上都自己从水箱中逃出来"，我们才停止了加餐。

苏格兰的阳光

那一年，我久久徜徉在海边，或是穿过城镇，一连几个小时坐在城市的废墟中沉思和写作。我不厌其烦地幻想 12 世纪大教堂的风貌，在如今空空如也的石制窗户框架中，曾镶嵌着怎样令人目眩神迷的彩色玻璃。同样让我无法抗拒的还有学校教堂举行的周日礼拜仪式。就像我们这所建于 15 世纪早期的大学一样，礼拜仪式也几乎一直保留着最原始的形态。这种中世纪的学习和宗教传统以一种令人眩目的奇妙方式紧密结合。学生们之所以穿着耀眼的猩红色长袍，源自早年一位苏格兰国王的口谕：因为学生对于整个国家来说具有潜在的危险性，所以必须能够轻易地辨认。正是这些耀眼的红色，与整个城镇灰色的建筑群形成了鲜明的对比。走出教堂之后，这些身着红袍的学生又会走向城镇的码头，将色彩鲜明的对比延伸到灰暗的海天尽头。

这是一片神奇的土地。我的回忆中充满了寒冷清新的夜晚，以及身着晚礼服的男男女女。他们穿戴起长手套、丝绸方巾和苏格兰方格呢短裙，身着及地丝袍的女士们肩上，还披着苏格兰格子呢。除了数不清的正式舞会，还有摆满鲑鱼、火腿、新鲜猎物、雪利酒、麦芽威士忌和波特酒的晚宴。那飘动着的猩红色长袍，闪耀在骑着脚踏车的学生背后，闪耀在食堂、讲堂、花园以及春天野餐时的草地上。无数个夜晚，我与我的苏格兰室友彻夜唱歌、谈心，海边的小山丘上布满了娇艳的水仙和蓝铃草，海草、岩石和帽贝则散落在涨潮的金黄色岸边。

每个学期的期末都会有迷人的圣诞礼拜：穿着红色长袍的本科生、穿着灰黑短袍的研究生、古老悠扬的颂歌、像皇冠一样镶嵌着金链的吊灯、雕刻着花纹的木质唱诗班座椅，标准英国腔和更为柔和、更富于音律的苏格兰腔英语同时朗读经文。在那些寒冷的冬日夜晚，走出教堂会让你感到似乎步入古老的场景，在那里，红袍映衬白雪，铃声悠扬，清澈明朗的月光照耀大地。

圣安德鲁斯为我提供了一个机会，让我可以温和地忘怀之前几年所遭受的生命之痛。这一年的经历对我而言，始终是那么刻骨铭心而又甜美温柔。在大学时期，我就一直试图摆脱内心无法解释的疲劳与绝望，对我来说，圣安德鲁斯就像一道可以抵御所有渴望以及失意的护身符，带给了我既严肃认真又有欢笑快乐的一年时光。这个漫长而又寒冷的北海冬季，反而成了我生命中最温暖的阳光夏日。

迈入心理学的大门

21 岁那年，我离开苏格兰，重新回到加州大学洛杉矶分校。我的情绪和周围环境都骤然转变，而更大的变化则是我的生活步调被打乱了。我努力尝试回归自己原来的世界和生活，但根本无法做到。在过去的一年中，我完全不必每周打工 20~30 个小时来养活自己，可现在，我陷入工作、学习、社交以及纷乱情绪的纠缠和困扰之中。

我的职业生涯计划也发生了转变。随着时间推移，我越来越清晰地看到，自己起伏不定的情绪和躁动不安的行为，根本无法支撑自己在医学院的学习生活。特别是前两年，要求在课堂上一坐就是好几个小时，我根本无法坐着不动，反而是按照自己的方式自习效果最好。我酷爱研究和写作，一想到自己要被苛刻严格的医学院课程安排牢牢套住，就越来越感到矛盾不安。更重要的是，我在圣安德鲁斯那一年的学习中，读到了美国心理学家和哲学家威廉·詹姆斯（William James）的伟大著作《宗教经验之种种》（*The Varieties of Religious Experience*）。这让我产生了研究心理学的想法，特别是研究个体在气质和情绪能力，诸如心境和强烈知觉方面的差异性。

与此同时，我开始在第二位提供研究补助金的教授那里工作，他研究的是一些改变情绪的药物（如迷幻药、大麻、可卡因、鸦片剂、巴比妥酸盐和安非他命）对人心理和生理所产生的效果。这位教授特别感兴趣的是，为什么有些人格外沉迷致幻剂这一类的药物，而另一些人则对抑制或是亢奋情绪的药物上瘾。有趣的是，他与我一样，对和情绪相关的主题有浓厚的兴趣。

这位教授个子很高、腼腆又聪明，他本人的情绪也常常发生迅速而又激烈的变化。我最初是做他的研究助理，然后成为他的博士生，我发现这段与他共事的经历格外不同寻常。他极具创造力、好奇心和开放性，在学术方面的要求严格而又公正。更为难得的是，他对于我起伏不定的情绪和注意力给予了极为仁慈的理解。在大多数时候，我们有一种心照不宣的直觉，但却从未言明，只是偶尔会把阴郁的情绪作为话题拿出来讨论。我们的办公室正好相邻，当我陷入抑郁期时，他会问我感觉如何，说我看上去很累、很忧愁或是很低落，并会问我有什么是他可以帮忙的。

在某一次讨论中，我们忽然发现，原来我们都曾对自己的情绪进行打分评定，试图以此来发现情绪变化的原因和规律。他所使用的是 10 点主观评定量表，从“很糟”到“很好”分为 10 级；我使用的则是从 –3 到 +3 的 7 点量表，–3 代表“动弹不得、完全绝望”，而 +3 则代表“兴高采烈、活力充沛”。虽然我们一次又一次地谈到使用抗抑郁药物的可能性，但是却严重怀疑这些药物的效果，也担心它们所带来的不良反应。而且，就像很多抑郁症患者一样，我们也认为自己的抑郁症状远比实际情况更为复杂和顽固。抗抑郁药物也许适用于精神病人，适用于弱者，但我们却绝不在这个范畴之内。

这种态度让我们付出了惨痛的代价，我们的教养和骄傲反而成了禁锢自己的牢笼。尽管我的情绪起伏不定，经常会在一段令人眼花缭乱、迷醉其中的兴奋期之后，随之迎来一段抑郁低潮，但在我的大学阶段，能够与这位导师在一起进行科学研究，俨然成了我的一处避风港。不知道有多少次，我因为无法面对这个世界而关了灯，在办公室里倒头大睡。醒来的时候，总会发现他的外衣披在我肩上，电脑显示器的屏幕上写着："你一定会很快好起来。"

与这位教授共事的经历让我获得了极大的快乐和益处，而另一位我从大一起就参与其工作的教授，虽然更倾向于数学方面的分析研究，却也让我倍感满足。威廉·詹姆斯的强烈影响，以及我自身起伏不定的气质，都让我最终下定决心，放弃医学院而选择攻读心理学博士。不论在当时还是现在，加州大学洛杉矶分校都拥有美国最好的心理学研究院，因此，我提出入学申请，并于 1971 年开始了我的博士生涯。

瘸腿疯马

早在刚刚进入研究生阶段的时候，我就决心要做点什么来改变自己的情绪。这个问题很快就变成了：在去见精神科大夫还是买一匹马之间做选择。考虑到我周围的每一个人都去见过精神科大夫，而我又是如此坚定地相信自己可以应对这一问题，我很自然地选择了购买一匹马。它不是一匹普通的马，而是一匹极端冷酷无情而又盲目神经质的马，简直可以称得上是马中的“伍迪·艾伦”，只不过它不具有任何娱乐价值。我想当然地幻想出现电影《弗利卡》中的场景：我的坐骑远远看到我，充满热情期待地抖动它的耳朵，愉快地嘶叫着慢跑到我身旁，用鼻子轻蹭我的马裤，讨要糖块和胡萝卜。

可实际上，我买来的是一只过度紧张、时常跛脚又非常愚蠢的生物。它恐惧蛇、人类、蜥蜴、狗以及其他马匹——简而言之，就是害怕它可能在生命中遇到的任何东西。所有这些东西都会让它惊恐得后腿直立，疯狂地脱缰奔跑。不过，如果从好的方面来看，也可以这样说：当我陷入抑郁的时候，骑上它通常会把我吓得魂飞魄散，把抑郁的情绪抛到脑后；而当我躁狂的时候，反正自己已经毫无判断力可言，这种盲目的狂奔反倒和我当时的心境相得益彰。

不幸的是，买马的决定不仅疯狂，而且愚蠢。倒不如省下兑现金的麻烦，直接用我的“公共卫生服务奖学金”支票喂它更容易些。兽医建议除了正常饮食之外，还要给它添加一种马类专用的格兰诺拉营养麦片，价格跟一瓶优质的梨子白兰地差不多。除了要给它钉马掌和喂食，我还得买一种特殊的矫正鞋治疗它的跛脚。和这种矫正鞋的价格相比，古弛等世界名牌鞋简直可以丢进垃圾堆。在痛苦而又深刻地理解了为什么会有人射杀马匹和马贩子后，我不得不承认，自己既不是梅隆也不是洛克菲勒，只是一名普通的研究生。最后我把马卖掉了，就像赌徒放弃了继续挑战黑桃皇后。我重新回到大学课堂上。

艺术家爱人

在我还是本科生的时候，研究生院是我憧憬的一片乐土。从某种程度上来说，研究生阶段算是延续我在圣安德鲁斯度过的阳光岁月。若干年后，当我用冷静的临床医学眼光再次回顾这段岁月，我才意识到，当时自己只是暂时摆脱了那些症状，而这在躁郁症的早期阶段十分常见。如果疾病没有根治，症状仍然会再度出现，可我却以为自己又恢复了正常。在那些日子里，没有任何语言、疾病名称或者概念可以定义我可怕的情绪变化，赋予其合理的意义。

研究生院不仅让我从疾病中得到暂时的解脱，也让我摆脱了本科生学业高度结构化的束缚。尽管我翘掉了一半以上的常规课程，但这并没有什么关系。只要最后表现得好，中间的过程根本不那么重要。

也正是在那段时间，我结了婚，嫁给了一位法国艺术家。他不仅仅是一位天才的画家，更是一位温柔平和的男人。20 世纪 70 年代早期，我们在一位朋友的午餐聚会上相识。于我而言，那是一个留长发、社会动荡不安、研究生毕业延期以及反越战的年代，我很高兴能够找到一位不关心政治、聪明又没有书呆子气，并且醉心于艺术的男人。我们虽然完全不同，但却都立即喜欢上了对方，并且很快就发现我们都热爱绘画、音乐以及整个自然世界。当时，我正陷在令人痛苦的紧张情绪中，瘦得像根麻杆。可是，在不受抑郁僵死的情绪困扰时，我的心中又充满了对多彩生活、学术成就以及子女成群的强烈渴望。

如果翻阅当时的照片，你就会发现那个高挑、英俊、黑发、棕色眼睛的温和男人，每次出现时的装扮总是差不多。而陪伴在他身旁的那位女性则每次都显得很不一样：有些照片中，她戴着一顶宽边帽，开怀大笑，长发飞扬；另一些照片中，她则陷入沉思，显得苍老许多，穿着也更为灰暗。我头发的长短也随着情绪的跌宕起伏而变化：我会先把头发留一段时间，直到“我简直像癞蛤蟆一样丑”的想法占据了整个大脑时，我就会觉得一个彻底的改变可能会对自己有所帮助，于是就把头发剪得很短。我的情绪、发型和衣着几乎每周都有所不同，而我的丈夫总是那么淡定沉稳，在大多数方面，我们俩的性格可以算得上互补。

相识几个月之后，我们便一同住进了一所靠近海边的小房子。那是一段平静正常的生活，我们常常看电影，会见朋友，去往大苏尔、旧金山以及约塞米蒂国家公园旅行。婚姻带来的安全感、好朋友带来的亲密感以及宽松的研究生学术环境，都强有力地为我提供了宁静和庇护。

精神分析师的教条

一开始，我的研究方向是实验心理学，尤其偏重该领域中与生理和数学相关的部分。但是，遇到我的丈夫之前，我在伦敦莫斯里医院（Maudsley Hospital）进行了几个月的临床研究，这段经历大大提高了我对临床领域的兴趣，并促使我决定转而学习临床心理学。我原先的课程研究重点在统计方法、生物学以及实验心理学上，现在却变成了精神药理学、精神病理学、临床方法和心理治疗。精神病理学是对精神疾病的科学研究，激起了我浓厚的兴趣。接诊病人虽然非常吸引人，但却对个人能力和人格方面的要求颇高。

尽管已经学会了如何进行临床诊断，但我仍然没有把自己遇到的问题和书本上所描述的躁郁症联系起来。要知道，医学院的学生常常会有一种奇怪的症状，认为自己会患正在研究的那种疾病。可我是其中的反例，总是满怀喜悦地接受临床训练，却从未通过任何医学角度来看待自己的情绪起伏。现在回想起来，我对疾病的这种否认和忽视简直让人无法理解。不过尽管如此，我也注意到，比起许多同事，我在治疗精神病人的时候往往显得更加从容自在。

当时，不论是在临床心理学还是精神科医生的培训项目中，精神疾病往往更多地与精神分裂症而不是躁郁症相关。而我几乎没有通过正式渠道学到任何有关情感障碍的知识。此外，精神分析流派仍在当时的心理治疗界占据主导地位，所以在我最初两年的心理治疗工作中，我的指导老师全部都是精神分析师。治疗的核心也一直放在对早期经验和冲突的理解、梦与象征符号以及对它们的解释上。

直到我在加州大学洛杉矶分校的神经精神病学研究中心担任职务，一种更加偏向医学，注重诊断、症状、疾病和药物治疗的精神病理学方法才问世。我与精神分析师在很多方面意见相左，特别是一些精神分析师反对用药物治疗严重的情感障碍患者，即便已经有充分的证据表明，锂盐和抗抑郁剂要比单独使用心理治疗手段的效果更佳。但我仍然认为，早期所接受的心理治疗培训强化了自己精神分析思考中的某些方面，让我获益匪浅。随着时间流逝，我学到的很多精神分析术语早已被抛诸脑后，但当时所受到的教育至今让我兴趣盎然。我一直无法了解，人们为什么非要在“生物精神病学”和“动力精神病学”之间进行不必要的武断划分，难道就因为前者强调的是心理疾病的医学病因和治疗方法，而后者则更多强调早期发展性问题、人格结构、冲突、动机以及无意识的想法吗？

尽管过分走极端总会陷入荒谬的境地，但对于缺乏批判性的想法可能沦落到何种境地，我仍然感到匪夷所思。在我所接受的培训中，我们要学习如何操作进行各种心理测验，这其中既包括韦氏成人智力量表等智力测试，也包括罗夏墨迹测试。

我的第一个测试对象就是我的丈夫，作为一位艺术家，他理所当然地在韦氏智力测试的视觉表现部分获得了最高分，还不断向我说明如何将那些图形拼接在一起。他在罗夏测试中的表现更是达到了我前所未见的创新水平。在“绘人”测试中，我注意到他格外认真，细腻而又缓慢地绘制自画像——我以为那将表露他真正的内心。可当他最终把图画展示给我的时候，我才发现那是一只画得无比精妙的猿猴，猿猴的胳膊甚至伸展到了纸张的边缘。

我认为这实在是绝妙非凡，并带着韦氏智力测试、罗夏和“绘人”测试的结果去见我心理测验课的指导老师——一位毫无幽默感、信奉教条主义的精神分析师。她大概花了一个多小时的时间，用最愚蠢和飘忽不定的方式来解释我丈夫原始的、被压抑的愤怒，他内心的冲突，充满矛盾的情感，反社会的本质以及严重受损的人格结构。

在我与第一任丈夫共同生活的近25年里，我知道他从未说过谎，现在却被她贴上反社会的标签。而且，这样一个坦率温和的男人，被她解释为内心充满冲突、愤怒和严重反常，仅仅是因为他在一次测试中表现得与众不同。这实在是太荒谬了，荒谬到让我不可抑制地大笑了好一阵。这无疑使她勃然大怒，更糟的是，还招致了更进一步的负面诠释。我既愤怒又好笑地离开了她的办公室，并且拒绝完成测试报告作业。当然，不用说，我的这种行为也被她小题大做地详加剖析了一番。

我所接受的真正教育大部分都来自我在读博士之前参加的临床实习。在这个过程中，我评估并治疗了形形色色的病人。除此之外，我还完成了两门辅修课程——精神药理学和动物行为学。我特别喜欢研究动物行为学，以至于在修完了心理学系开设的课程之后，又选修了动物系开设的研究生课程作为补充。动物系的课程以水生哺乳动物为研究重点，不仅包括海獭、海豹、海狮、鲸鱼和海豚的生物和自然发展史，还涉及很多动物界秘事，例如循环系统在海狮和鲸鱼潜入海中时发挥的作用和做出的调整，以及海豚身上的通信系统。我喜欢这种纯粹为了学习而学习的感觉。虽然学习这些东西对我的研究工作没有任何帮助，但它们仍然是我在研究生阶段所修的最有意思的课程。

杰米森博士

资格考试结束了。我的博士研究课题是有关海洛因成瘾的问题，这是一个完全没有创意的课题，我基于此题目写出的博士论文同样毫无新意可言。在完成论文之后的两个星期里，我拼命把论文中的所有细枝末节塞进自己的脑袋里。论文答辩那一天，我步入一个房间，坐下，面对5个面无笑容、围桌而坐的男人。我知道，如果用文雅的方式来说，我现在要通过的是博士生毕业论文答辩；不过，用军事化的语言来形容恐怕更加贴切，我们可以称它为“论文保卫战”。

这5个男人中有两个是我曾经共事多年的教授，其中一位对我很和蔼，另一位则毫不留情——我想他大概是想表现自己的公正无私吧。剩下的3位精神药理学家中，有一位尚未取得终身教职的荣誉，这使他觉得必须让我也饱尝苦头。好在，另外两名教授清楚地了解到，他之所以对统计数据和研究设计的细枝末节过分苛求，不过是为了彰显自己对此的精通，所以最后要求他停止了这种喋喋不休的质问。

在经过长达3个小时的令人目眩神迷的学术演出之后，我终于完成了对自己论文的保卫战。我离开房间，在走廊中等待他们投票表决，经受等待的痛苦。当我再回到房间的时候，这5位在几个小时前还看似十分严厉不友好的男人，脸上都露出了微笑，纷纷伸出手和我握手。令我感到无比放松和愉快的是，他们每个人都对我说：“恭喜。”

学术世界的仪式是如此纷繁复杂，但又有它独到的浪漫之处。撰写论文和口头答辩过程中的紧张和难过很快就被我忘得烟消云散，记忆中只剩下我畅饮雪利酒、参加各种庆贺聚会、穿着博士长袍被授予博士学位，以及第一次被称为“杰米森博士”而不是“杰米森小姐”时的喜悦和欢畅。我被聘为加州大学洛杉矶分校精神病学系的助理教授，有生以来第一次弄到了好的停车位，并迅速加入了教工俱乐部，开始在学术“食物链”中努力向上发展。我拥有一个灿烂光辉的夏天，但事后发现，它实在是太过绚烂了，以至于在成为教授不到 3 个月的时间后，我的精神就陷入了极度混乱当中。

AN UNQUIET MIND

第二部分

恼人的疯狂

挣扎在情绪的两极之间

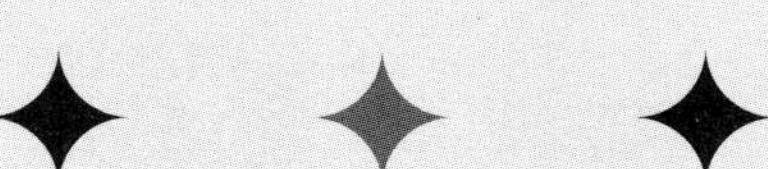

AN UNQUIET MIND

A MEMOIR OF MOODS AND MADNESS

心灵之翼 03

尽管躁狂已经酝酿许久，我也明确地知道事情已经严重失控，但是，在某一个特定的时刻，我发现自己疯了。我的思维流转得如此之快，以至于句子不过说到一半，就忘记刚开始说的是什么了。

疯狂当中孕育着特殊的痛苦、欢欣、孤独和恐惧。当你精神亢奋的时候，这些情绪会格外饱满强烈。你的想法和感受来得如此迅速和频繁，就像夜空中划过的流星，而你会紧紧追随它们，直到涌现出更为明亮耀眼的星星。这个时候，你的羞耻感似乎一扫而空，留下的只有恰当的言辞和举止，以及强大的吸引人的魅力，再乏味的人身上也会涌现出乐趣。你的心中忽然激情荡漾，有一种想要投入诱惑、彻底享受的强烈冲动。

你的全身洋溢着轻松、亮丽、安宁、无所不能以及欣快的感受，但是，在某个时候，一切忽然都变了。这些想法来得太快，也来得太多了，内心的明净清澈被排山倒海的困惑取代。你的记忆在流逝，朋友脸上的幽默和专注变成了恐惧与担心。之前一帆风顺，现在却犹如逆水行舟——你变得如此易怒、气愤、惊慌、无法控制，完全陷落在心灵最黑暗的洞窟之中。你永远不知道这些洞窟究竟在哪儿，而它也永不会终结，因为疯狂自会营造属于它自己的现实。

这种情况不断持续，反复出现。如果说躁郁症有什么优点的话，那就是它会使你丧失部分记忆，最后只有他人还记得你当时的样子，记得你那些诡异疯狂且漫无目的的行为。在经历了用药、心理治疗、绝望和过度服药之后，还剩下些什么？所有难以置信的感受都有待梳理和重整。

有谁因为太客气而不敢说什么？谁又知道些什么？我做了什么？为什么？而最挥之不去的问题则是，它什么时候会再次复发？当然，之后还会有很多令人痛苦的提醒——要吃的药物、怨恨、忘记吃药、吃药、怨恨，然后再忘记，但终究要吃药。你的信用卡被冻结、支票跳票，你要向自己的工作单位解释，要向很多人道歉。断断续续的记忆——我究竟干了什么，友情破裂或出现危机，婚姻也千疮百孔，而问题总是在那里萦绕：它什么时候会再次复发？我哪些感觉是真实的？哪个我才是真正的我？是那个狂野、冲动、喧闹、充满能量、疯狂诡异的我，还是那个羞涩、退缩、绝望、企图自杀、走向毁灭、疲惫不堪的我？也许两者兼而有之，但是我真希望两者都不存在。英国小说家弗吉尼亚·伍尔芙（Virginia Woolf）曾在她颠簸不定的人生中这样概括：“我们的感受中有多少色彩来自幽深的心灵底部？我是说，到底什么才是真实的感受？”

我并不是在某一天醒来的时候，忽然发现自己疯了的。生命如果真的这么简单就好了。相反，我是逐渐开始意识到，我的生活和心灵似乎运转得越来越快，直到我接受大学聘书的那个夏天，它们终于疯狂地失去了控制。不过我要承认，从思维敏捷到陷入混乱的整个加速过程，却是缓慢而又充满着美妙诱惑的。

美妙的躁狂

刚开始，一切看上去都是那么正常。1974 年 7 月，我成了精神病学教授中的一员，并被指派到一间成人病房，完成我的临床和教学任务。我需要为精神科医生和临床心理医生提供诊断技术、心理测验、心理治疗等方面的指导。由于我具有精神药理学的专业背景，一些药物和药物治疗的细节问题也需要我提供帮助和指导。同时，我还担任精神病学系和麻醉学系之间的教员联络人，负责协商、召开研讨会议，并参与一些探讨疼痛的心理学和医学观点的研究。而我个人的研究方向主要是继续完成研究生阶段开展的一些有关药物的课题。

当时，不论是在研究还是临床方面，我对情感障碍都没有特别的兴趣，因为我几乎有一整年不受严重的情绪起伏困扰了，我甚至乐观地认为这个问题早已离我而去。然而，任何持续的正常感觉所带来的希望都不过是竹篮打水，且无一例外。

我满怀喜悦和乐观，投入到新的工作之中。我喜欢教书和临床指导工作，尽管后者在最初让人略感奇怪。我发现，从实习医生到教授，这样一个职位上的转换并没有我想象中那么困难。不用说，这其中最大的好处就是薪水大幅提高，而且，我有了追求自己学术兴趣的自由，这更是让我兴奋和陶醉不已。

现在回想起来，当时我是如此卖力地工作，几乎很少睡觉。睡眠的大幅减少既是躁狂期的症状之一，也是诱发躁狂的原因，只不过当时我并不清楚这一点。即便了解，我也会觉得没什么影响。夏天通常会带给我更长的夜晚和更高涨的情绪，但这一次，它把我引入了比以往更加亢奋、更加危险也更加神经质的境地。那个夏天，睡眠不足、繁重的工作以及敏感脆弱的基因，终于使我超越了过去熟悉的精力旺盛的限度，进入了令人头晕目眩的疯狂境地。

舞会上的奔放

为了欢迎大学的新入职员工，校长每年都会举办花园酒会。我后来的精神科医生恰好刚刚荣升为医学院的副教授，他也参加了那次聚会。作为一名经验丰富的临床医生，他那冷静和慎重的观察恰好与我当时的自我感觉形成了鲜明有趣的对照。就是在这个社交场合中，他忽然发现自己去年担任主任医生时曾经指导过的这名实习医生，竟然变得如此狂乱和暴躁。我虽然也记得当时或许有点过于兴奋，但我记忆更深刻的是和许多人讲话，并感觉自己魅力无穷，一盘接一盘地大吃点心，畅饮各种饮料。我和校长谈了很久，他当然不知道我是谁，不过他要么是过于彬彬有礼，要么就是像外界所传言的那样格外优待年轻女性，总之，他和我谈了好半天。不论他的真实想法究竟是什么，但我曾一度确信，自己在他眼中具有超凡的魅力。

我和系主任的对话同样冗长而又古怪——虽然古怪，但却是一段令人愉快的谈话。系主任并非拘谨保守的人，他想象力丰富，甚至超越了学院派医学的传统界限。由于曾经不小心用迷幻剂杀死了一头从马戏团租来的大象，他在精神药理学界多少有点名声不佳。这实在是一个非常复杂，甚至不太可能发生的故事。其中的关键词包括：发情的陆地最大哺乳动物、颞叶、致幻剂对暴力行为的影响，以及对体积和体表面积的错误估算。

我和他展开了一场漫长而又细致的讨论，探讨对大象和蹄兔进行的研究。蹄兔是一种体型很小的非洲动物，虽然从外表上看与大象毫无共同之处，但是依据它们牙齿的形状，蹄兔被认为是大象的近亲。我不记得究竟是哪些讨论细节和共同兴趣构成了这场怪异而极有趣的谈话。我只记得，自己当时几乎毫不迟疑、由衷且热情地表示，我愿意搜索出有关蹄兔的所有研究论文，而这大概有好几百篇。我还表示，自己愿意义务到洛杉矶动物园从事动物学研究，和别人合作教授一门动物行为学课程，再开设一门综合了药理学和动物行为学的课程。

工作场合的狂热

我记得自己在那次花园酒会上兴高采烈、充满吸引力。然而，我的精神科医生后来与我谈论此事时，说出了他不同的回忆。他说，我当时打扮得非常妖艳，完全不像过去一年中他见到的我那样保守。我反常地浓妆艳抹，而且在他看来，似乎显得太过兴奋和健谈了。他记得自己当时产生了一个念头：凯好像是躁狂发作的样子。而我，还认为自己非常绚丽奔放。

我的想法似乎开始互相追逐，各种各样的念头从任意一个缝隙中挤进来，纠缠不清。好像所有神经元都堆积在我头脑的高速公路上，我越想让思维的速度慢下来，就越意识到自己的无能为力。

我的热情也开始过度膨胀，当然，我所做的事情之间都隐含着一些微弱的逻辑。比如，有一天，我忽然陷入对复印的狂热：把3篇文章分别复印了三四十份。这3篇文章分别是：埃德娜·米莱（Edna St. Vincent Millay）的一首诗歌；刊登在《美国精神病学杂志》上的一篇有关宗教和精神病学的文章；一位知名心理学家撰写的《我为什么不参加案例研讨会》，作者在文中解释了为什么在未经妥善安排的情况下，例行查房是一件浪费时间的事情。这3篇文章在当时的我看来，忽然具有深刻非凡的意义，而且和我们病房中的临床医护人员有着千丝万缕的联系，所以我尽可能地将它们复印并分发给每一个人。

现在，令我感到有趣的并非我的所作所为是典型躁狂期的症状，而是在疯狂即将降临之前存在的某些预见和感知。例行查房确实是一件浪费时间的事情，不过病房主任并不喜欢我向周围每一个人指出这一点，对我把文章影印给全体员工更是不满。

米莱的诗《重生》（*Renascence*）是我在少女时就曾读过的作品，当我的情绪越来越狂喜、思维越来越奔逸时，不知为什么，这首诗竟然清晰而直接地浮现在我的脑海中。虽然我刚刚步入疯狂之旅，这首诗却完整地描绘了我即将经历的循环过程：开始是对世界的正常感知（“立足此地望去，只见三座绵延的群山和一片森林”）；然后进入狂喜和幻想的世界；继而陷入绝望的深渊；最后重返正常世界，并拥有更高深的意识和更强的领悟力。米莱创作这首诗歌时才19岁，当时我并不知道她后来曾多次因精神崩溃而入院。尽管如此，由于正身处一种奇怪的状态，我能够感知到这首诗对我有特别的意义，能够完全理解它的内容和精髓。我将它送给所有的住院医师和实习医生，因为它对整个精神病过程和日后复发的可能性做了隐喻性的描述。那些住院医师并不知道我是由于内心的狂热才推荐这些读物，他们对这些文章反应良好，并因为能暂时摆脱常规的医学文献而感到愉快。

购物狂

我在工作场合的狂热行为不断发生，同时，我的婚姻殿堂也开始崩塌。我和丈夫分居了，表面上的理由是我想要孩子而他不想——这确实是事实，而且是很重要的原因，但实际情况远比这复杂。当时的我越来越寝食难安、暴躁易怒，仿佛忽然之间，以前丈夫身上最让我钟爱的优点——仁慈、沉稳、温暖和关爱，现在却成了我的眼中钉、肉中刺。我冲动地想要开拓属于自己的崭新生活。

我在桑塔莫妮卡海滩找到了一幢极为现代的公寓，尽管我讨厌现代建筑；我还买了一系列时髦的芬兰家具，可是我真正喜欢的是温暖而又古朴的东西。我买的每一样东西都是那么冷漠、现代、棱角分明，而它们竟然奇怪地安抚了我日益混乱的思维和烦恼纠结的感觉。我还拥有一片壮观的海景——当然，为此付出的费用也同样壮观。要知道，入不敷出或者像官方的诊断标准中精确描述的那样“进行毫无节制的疯狂采购”，本身就是躁狂期的一种典型症状。

当我情绪高涨时，即便我想努力尝试，也无法思考有关金钱的问题，所以我干脆放弃了。钱总会从什么地方弄到的，我是如此无所不能，上帝也会帮我的。信用卡已经成为一场灾难，而个人支票的处境更糟。不幸的是，对于躁狂期的患者而言，症状本身就会使个人对经济能力的感受发生膨胀。有了信用卡和银行账户，我几乎无所不能。

> 就这样，我带着一种紧急和迫切感，买了 12 只处理毒蛇咬伤的急救箱，买了昂贵的宝石，精美但毫无必要的家具，3 块手表——购买间隔不超过一个小时（都是劳力士，而非一般的便宜货。要知道，躁狂期患者眼中只看得到高档昂贵的货色），以及各种并不适合我的妖艳服装。在伦敦的一次疯狂购物中，我花几百英镑买了所有书名或者封面可以引起我兴趣的图书，包括有关鼹鼠生物史的书籍，以及 20 本企鹅出版社出版的各类书籍，而且仅仅是因为我觉得如果能让书脊上的小企鹅图案连成一串，将会非常有趣。我觉得有一次自己好像从商店里偷了一件女士衬衫，就因为我无法忍受排在一位拿着蜜糖的妇女后面；又或许我只是在幻想偷窃，我不记得了，我完全陷入了混乱。在我躁狂严重发作的两年时间里，我一定花了超过 3 万美元，至于在频繁发作的轻躁狂期被我挥霍掉的钱财数额，恐怕只有上帝才知道。

就在你服用了锂盐，重新返回地面，和所有人的步调保持一致之后，你会发现自己的信用额度已经严重透支，不可救药：躁狂发作可不是谁都能轻松承受的奢侈品。病症本身就颇具伤害性，更不用说还要负担高昂的药物、验血和心理治疗费用。不过，这些支出至少可以在报税的时候得到部分减免，可在躁狂期胡乱挥霍掉的财产却无法被国家税务局看作医疗支出或商业损失。所以，躁狂发作后，你绝对有充分的理由跌入抑郁的深渊。

尽管拿到了哈佛大学的经济学博士学位，但我的哥哥看到散落满地的银行账单时仍然手足无措。信用卡账单堆积如山，银行的催账单层层叠叠，我疯狂采购过的那些商店更是一而再再而三地寄来催账单。除此之外，最令人担心的就要数那些讨债公司的威胁信了。

房间中令人惊讶且极具视觉冲击力的场景，无不反映出几个星期前我的疯狂，神经活动的紊乱失常。现在，我服用了药物，变得沉闷忧郁，开始反复仔细地审视我胡乱挥霍的遗留证据，就像在挖掘自己早年思维活动的历史遗迹。例如，有张弗吉尼亚州某个标本制作者寄来的账单显示，我曾出于某种理由不顾一切地订购了一个狐狸标本。要知道，我一生都热爱动物，甚至曾想成为一名兽医，怎么可能会购买一只死掉的动物呢？而且自懂事起，我就非常喜爱狐狸，羡慕它们的敏捷、聪明和美丽，我怎么会成为杀死它们的幕后黑手呢？我对自己这种购买行为的本质不寒而栗，对自己心生厌恶，根本无法想象，当这个狐狸标本送达时我该如何处理。

为了转移自己的注意力，我开始追踪这些信用卡账单。在如山的账单中，最顶层的那张来自我购买毒蛇咬伤急救箱的那家药店。当时店里的药剂师刚刚为我配好第一剂锂盐药方，带着洞悉一切的微笑，把我的毒蛇咬伤急救箱以及其他荒谬古怪的东西一笔一笔入账。我知道他在想些什么。而在我情绪高涨、仁慈心泛滥的日子里，反而非常欣赏他的幽默感。他好像完全不知道，会对人的生命构成威胁的响尾蛇只出现在圣费尔南多谷（San Fernando Valley），而我不同，上帝选中了我，也只有我，去警醒世界，在这片土地上有如此多致命的野生毒蛇正在疯狂繁殖。这就是当时我那虚妄、散乱的幻想中的真实念头。我买下了药店里所有毒蛇咬伤急救箱，想以这种属于自己的微弱方式，尽可能地保护自己和所有我关心的人。我在药店疯狂地东跑西颠的时候，也想过要写信给《洛杉矶时报》来警示这种危险。但是，当时我已经完全疯狂，根本无法组织有效的思维来完成一个连贯的计划。

哥哥的香槟

哥哥好像能够读懂我的心，他捧着一个托盘走进了我的房间，托盘上有一瓶香槟和两只玻璃杯。他说，我们可能需要一些香槟酒，因为接下来的工作会有点“令人不愉快”。

哥哥绝不是那种喜欢夸夸其谈的人，也从不扭绞双手、咬牙切齿。相反，他是一个公正而且实际的男人，慷慨大度，并且由于充满自信，也很容易激发出他人身上的自信。就所有这些品质而言，他十分像我的母亲。在我父母先是分居、继而离婚的那段日子里，他张开了自己的羽翼庇护着我，尽可能地让我免受生活的伤害和自身情绪的困扰。从那个时候开始，他的羽翼始终那么值得信赖。

从我步入大学校园，到毕业并进入职场的这段日子——事实上，直到现在和永远，每当我想要从痛苦或不安定的状态中解脱，或者只是想远离当前的烦扰时，都会收到一封信，里面有一张机票和亲笔信，哥哥会建议我前往波士顿、纽约、科罗拉多或旧金山等任何他演讲、咨询或度假的地方，与他汇合。于是我便会和他在某家旅馆的大厅或高级餐厅见面，兴高采烈地看着这个高大英俊、衣着得体的男人，快速走过房间。不论我的情绪怎样、遇到了什么问题，哥哥总是会设法让我感到他很乐意和我见面。而每一次当我到国外去生活，第一次是作为本科生到苏格兰，然后是作为研究生到英格兰，还有两次是利用加州大学的公共假期到伦敦，我知道哥哥总是在几周之内就会到来，他会来检查我的住处、了解我的现状，带我出去吃晚餐，并建议我们到哈查兹、迪伦或者其他书店里“淘书”。我第一次重症躁狂发作的时候，他的羽翼更加紧密地包裹住了我。他斩钉截铁地表示，只要我需要他，无论他身在哪里，都会搭乘最近的一班飞机赶来。

而现在，对于我毫无理性的购物行为，他没有做任何评论，或者他有看法，但至少没有告诉我。作为世界银行的经济学家，他向世界银行的信用合作社申请了一笔个人贷款，还清了所有的欠账。就这样，我用了很多年才慢慢还清欠他的东西。更准确地说，只是还清了我欠他的钱。他对我的爱、仁慈和理解，则是我永远也无法偿还的。

碎裂的生活

我的生活继续以令人震惊的速度前进着。我的工作时间简直长得惊人，而睡眠时间却接近于零。每当我回到家，屋子里的混乱程度都有增无减：大量新近购买的书籍扔得到处都是，每个房间都堆满了山一样的衣服。而目光所及之处，还有许多根本没有拆开的购物袋。我的家看上去就像曾被一窝鼹鼠占领、居住然后又被遗弃。屋子里还有几千张废纸，堆满了我的书桌和厨房灶台，一直堆积到地板上。有张纸上写满了杂乱无章的诗句，是我几周后才在冰箱中发现的。这首诗的灵感很明显来自我收集的那一大堆香料。不用说也可以猜得到，这么丰富的收藏全都归功于我的躁狂发作。我将这首诗命名为“上帝是个素食者”，其中的理由恐怕只有当时的我才能理解。像这样的诗歌和文字碎片到处都是。在彻底清理完公寓几个星期之后，我仍然会在最令人匪夷所思的地方发现这样涂满了文字的纸片。

我对声音特别是音乐的感受变得格外强烈。每一个来自小号、双簧管、大提琴的音符都强烈震撼着我的心灵。不论是独奏还是合奏，都是那么美丽和圣洁，我仿佛置身于音乐厅中。但很快，古典音乐透露出的紧张与悲伤就会开始让我无法忍受。我对这种节奏感到不耐烦，同时也被澎湃的情绪淹没，立刻投入摇滚乐的怀抱，拿出我的滚石唱片，并把音量调到最大。我在不同曲目、不同唱片之间不断游走，试图让心情与音乐相匹配。在我寻求最完美声音的过程中，房间里很快就散落和堆积起各种唱片、磁带和封套。

房间的混乱像镜子一样反映出我内心的混乱。我无法继续加工听到的东西。我困惑、恐惧且毫无方向。任何音乐都不能让我倾听哪怕几分钟的时间，我的行为是如此疯狂，而更狂乱的是我的心灵。

可怕的幻觉

慢慢地，黑暗开始渗透我的思想和灵魂，不久之后，我便毫无希望地失去了控制。现在，我根本无法追寻自己当时的思维和逻辑。各种句子都盘旋在我的脑海中，碎裂为短语，再沦为单词，最后只剩下声音。

有一天晚上，我站在卧室中，眺望着如血的残阳点缀在太平洋的尽头。忽然之间，我感到一束奇怪的光芒从我的眼睛后面射出，与此同时，我看到自己的头脑中闪现出一台巨大的黑色离心分离机。一个穿着及地晚礼服的高大背影慢慢靠近分离机，手中拿着一大管鲜血。就在这个人慢慢转过身的时候，我惊恐地发现，那正是我自己。我的礼服、披肩和白色长手套上都沾满了血迹。我看着头脑中的人影小心地将这一大管血液倒入离心分离机后部的小孔，合上盖子，然后按下了机器前部的一个按钮。离心分离机开始运转。

更令人恐惧的是，之前只存在于我头脑中的影像，现在却活生生地出现在我周围。我害怕得完全无法动弹。离心分离机旋转的声音，玻璃管碰撞金属的声音越来越大，然后，整部机器忽然破裂成了几千块碎片。血溅得到处都是，溅在窗户玻璃上、墙上、油画上，甚至渗透到地毯里。我望向大海，却发现窗子上的血液已经与夕阳融为一体，根本无法分辨其中的界限。我用尽全身力气拼命喊叫。机器旋转得越来越快，我无法从血腥的场景和机器的碰撞声中挣脱出来。

我的思想不仅越来越疯狂，甚至已经转变成恐怖的幻景，那是对生活全貌和失控心灵的可怕反映。我不断尖叫。慢慢地，幻景终于消退了。我向一位同事打电话求助，然后给自己倒了一大杯苏格兰威士忌，等待他的到来。

发现自己疯了

幸运的是，在我的躁狂发作变得众人皆知以前，我的这位同事愿意帮助我处理疯狂的愤怒和幻觉。在我和丈夫分居的那段日子里，他一直在和我约会，并且对我有很深的了解。他劝我服用锂盐，这可不是一件轻松的任务，因为我当时疯狂易怒、充满妄想，行为也颇具暴力倾向。尽管如此，他还是富于技巧地好言相劝，坚持告诉我他的想法。他认为我得了躁郁症，并劝我去见一位精神科医生。我们一起寻找所有能够查询到的有关这一疾病的资料，尽可能地阅读吸收，再寻找所有已知的治疗方案。

要知道，在 1970 年，锂盐被食品和药物管理局批准用于治疗躁郁症才不过 4 年时间，而且尚未在加利福尼亚州广泛使用。但是，从医学文献中可以清晰地看出，锂盐才是唯一会对我有明显效果的药物。他为我开了锂盐和其他一些抗精神病药物，那只是出于急救的目的，能够发挥短期作用，让我可以撑到第一次去见精神科医生。他每天把我早晚需要服用的药片按照正确数目给我留下，然后花几个小时与我的家人谈论我的病情，探讨该如何更好地处理这一切。他为我抽血、检测锂盐的浓度，并给予我极大的鼓励。他还坚持要我向工作单位请假，这个建议让我最终保住了工作和临床行医资格。这段日子里，他若不能亲自来看望我，就会安排其他人来家中照顾我。

和最严重的抑郁阶段相比，躁狂早期令我感觉情况更糟，抑郁也更具危险性。事实上，在我混乱颠簸的一生中，让我感到最恐怖的事情就是第一次意识到自己真的疯了。我之前也多次陷入轻躁狂状态之中，但是从没有过如此骇人的体验。以前只不过是好的时候兴奋狂喜，糟的时候混乱迷茫。那时我已学会如何妥善地与这些症状相处，逐渐发展出自我控制的机制，尽量避免爆发出的不合时宜的大笑，并严格控制自己暴躁易怒的脾气。我还避免出入一些可能激发我敏感神经的场合，并且在注意力早已飞到十万八千里之外的时候，仍能假装专心致志或者寻根究底。就这样，我的职业生涯不断发展，但是不论怎么做，我的教养、智力或性格都无法让我免受疯狂的侵袭。

尽管躁狂已经酝酿许久，我也明确地知道事情已经严重失控，但是，在某一个特定的时刻，我发现自己疯了。我的思维流转得如此之快，以至于句子不过说到一半，就忘记刚开始说的是什么了。各种想法、影像和句子的片段，在我的头脑中不断徘徊盘旋，就像在童话中可怕的大老虎，最后融为一摊没有任何意义的死水。过去我所熟悉的一切现在都已不再熟悉，我拼命想要慢下来，却无能为力。

一切都于事无补，不论是绕着停车场狂奔几个小时，还是在游泳池中游上好几英里，都丝毫不会消耗我的能量。由于精神过度紧张，连做爱也变得毫无乐趣可言。在做爱的过程中，我感到自己的心灵被一道道黑色的光线禁锢住，这让我毛骨悚然。我的幻觉开始停留在各种绿色植物上，它们缓慢而又痛苦地慢慢凋零，一根根、一束束、一叶叶地枯萎凋亡，而我却无法挽救它们。它们的哀号是如此凄厉刺耳，渐渐地，我脑海中的所有影像都变得黑暗而腐朽。

有一次，我下定决心，如果我赖以生存并且信任有加的大脑不能停止飞速运转并开始正常工作，我就从附近一座 12 层的大楼顶层纵身跃下。我给了自己 24 个小时作为最后期限。但我那时根本没有时间概念，几百万个宏大而病态的念头交织在我的脑海中，急驰而过。在那段看似永无止境且令人恐惧的日子里，无穷无尽的药物，氯丙嗪、锂盐、安定，最终还是发挥了作用。我可以感觉到，自己的思想被遏制住了，渐渐缓慢下来，并最终被我控制。但是，我再度认出它的原貌需要很长的一段时间，而让我彻底信任它则花费了更长的时间。

我的精神科医生

我第一次见到我后来的精神科医生时，他还在加州大学洛杉矶分校神经精神学研究中心担任总住院医师。他是一个高大英俊、很有主见的男人，拥有钢铁一般的意志和过人的智慧，轻松的笑容常常可以化解别人对他的敬畏感。他坚定而又遵守纪律，清楚自己的所作所为，也很在意自己的行事方式。他真心地热爱医生这个行业，同时也是一名优秀的教师。在我担任博士前临床心理实习医生的那一年，他负责指导我在成人住院病房的临床工作。

在当时的病房环境中，普遍盛行脆弱的自我、心理和性冲突等乏味的理论预测，他以理性的思考、精确的诊断和极大的仁慈心独树一帜。尽管他坚信早期积极的药物治疗对于精神病患者有效，但也发自内心地深信，心理治疗也具有重要作用，可以治愈病人或带来持久的疗效。他对病人的仁慈宽厚，以及对药物、精神病学和人性的深刻理解，无一不在我心中留下了深刻的印象。所以，当我成为加州大学洛杉矶分校教授，并陷入严重躁狂的时候，他成了我此生最为信赖的人。就像雪球永远无法抵挡地狱之火，我凭借直觉就知道，自己不可能在口才、思维和策略上胜他一筹。尽管我当时的思维已经混乱不堪，但是这个决定非常明智。

预约第一次门诊时，我不仅病得十分严重，还怀着极大的恐惧和羞愧。要知道，在这之前我从没去看过任何精神科医生或心理医生。但是我别无选择，我已经完全，请注意，是完全——丧失了理智，如果不寻求专业帮助，我很可能丢掉工作，毁掉已经摇摇欲坠的婚姻，甚至毁掉我的人生。我驱车从大学的办公室前往他位于圣费尔南多峡谷的诊所时，正是南加州的傍晚，也是一天中最美好的时刻。但我有生以来第一次因为恐惧而瑟瑟发抖。我为他可能说出的真相而颤抖，也为他可能无法告知我的一切而颤抖。第一次，我无法通过思考或大笑来逃离现状，也想不出任何方法使自己感觉稍微好一些。

我按下电梯的按钮，并沿着长长的走廊来到候诊室门口，那里已经有两名病人在排队。发现自己处于这种角色调换之中，无疑增加了我内心的羞耻感。毫无疑问，这对我来说是一种人生磨砺，但是我已经厌倦了各种以牺牲平静、可预期的正常生活为代价的磨砺。也许，如果当时的我不是那么脆弱的话，这一切根本算不上什么问题。但我是如此混乱不堪、惊恐万分、瑟瑟发抖，而我的自信，从我记事起就贯穿在我生命之中的东西，此刻却飞到九霄云外度长假去了。

在候诊室外面的墙上，有一大串或亮或灭的按钮。很明显，我应该按下其中的某个，这样，精神科医生就知道我已经到了。我觉得自己就好像一只大白鼠，用爪子按机关，想换取食物。这个系统虽然实用，但是会让人产生奇怪的卑微感。我的心渐渐往下沉，觉得精神科病人的位置显然并不适合我。

诊断

我的精神科医生打开门，长久地注视我，请我坐下，并说了一些宽慰的话。我已经不记得他当时究竟说了些什么，但是，我确定他说话的方式和所表达的内容都很妥当得体。慢慢地，一束非常非常微弱的光开始照进我黑暗而又惊恐的心灵。第二次会诊中我自己究竟说了什么，我也毫无记忆，但我想，我的语言一定是零散而混乱不堪的。他就坐在那儿，始终保持倾听的姿态，他那一米九的庞大身躯从座椅伸展到地板上，腿时而伸直时而弯曲，双手交叉，十指相扣。之后，他开始询问我一些问题。

> 我每天睡几个小时？我是否感到很难集中注意力？我是不是比平时话更多？我说话的速度是不是比以前要快？别人是不是会要求我说得慢一点，或者根本听不懂我说的内容？我是不是觉得自己要一直说下去？我是不是比以往精力更充沛？有没有人说很难跟上我的步调？我是不是参与了更多活动，或者开展了更多项目？我的想法是不是奔驰得太快，自己根本无法抓住它们？比起以前，我是不是很难感受到身体上的疲倦和劳累？我的性生活是不是增多了？我是不是花钱更多了？我的行为是不是很冲动？我是不是比起以前更易

怒？我是不是觉得自己拥有特殊的才能或天赋？我是不是会看到一些别人看不到的场景，听到一些别人听不到的声音？我的身体是不是有过什么奇怪的体验？我以前是否也出现过这些症状？我家族中的其他人是否也有过类似的问题？

我意识到自己正在接受一套完整的精神病史检查，这些问题是如此熟悉，我曾经上百次地询问别人。现在却轮到我去回答了，我不知道结果如何，又首次体会到身为病人的迷茫、困惑，所以非常紧张、焦虑。对于每个问题，包括有关抑郁方面的一长串附加问题，我几乎都回答的“是”。这也让我对精神病学的专业性产生了更深刻的敬意。

渐渐地，他作为一名医生的经验和本身的自信都开始发挥作用，就像药物一样，能逐渐平息躁狂的骚乱。他清晰、直接地告诉我，他认为我得了躁郁症，需要服用锂盐，服药时限可能还不好说。他的诊断让我惊恐万分，要知道，当时对这一疾病及其预后的了解都十分有限，但同时也让我释然：我听到了一个与自己内心深处的想法不谋而合的诊断，因而感到放松。

尽管这样，我仍然试图抵制他的诊断。他耐心地倾听着我罗列各种可能导致我崩溃的复杂理由，例如婚姻危机的压力，成为精神学系教授的压力，过度工作的压力，等等。但是他仍然坚持自己的诊断和治疗方案。对此我颇感愤怒，但也如释重负。他在诊断过程中所表现出的清晰思路、显而易见的关怀以及直接传达坏消息的态度，都使我敬佩万分。

挑战

从那之后的许多年里，除非我身在英国，否则每周都会约见我的神经科医生一次。当我极度抑郁、企图自杀的时候，我们见面的频率更高。他几乎上千次挽救了我的生命。是他看着我走过疯狂、绝望、美妙又可怕的爱情遭遇、幻灭与胜利、症状复发、一次几乎致命的自杀、我挚爱男人的死亡以及我职业生涯中的大悲大喜。简而言之，他从始至终看着我处理心理和情感生活的各个方面，既坚定又慈祥。他比任何人都更清楚，药物对我造成了多大的损失，不论是在我的能量、活力还是创造力方面，但是从不曾忽略躁郁症对我的损害和对生命造成的威胁。他能够轻松应对模糊的和复杂的情况，还能够在嘈杂和迷雾中做出准确的判断。他始终以尊重和专业的态度，运用智慧来处理我的问题，并且坚定不移地相信，我有能力抗争、适应，并最终痊愈。

尽管我是由于疾病的缘故才去找他，但是他让我在其他方面也受益匪浅。比如说，我现在了解到，对于病人来说，思维和大脑之间存在着千丝万缕的联系。我的气质和情绪明显又深刻地影响着我的人际关系和工作，而我的情绪又会因人际关系和工作而得到强有力的塑造。对我来说，真正的挑战也许在于了解这种互动的复杂性，学会区分锂盐、意志和内省在康复和痊愈过程中各自扮演的角色。这既是心理治疗的任务，同时也是它智慧和天赋的体现。

在生命的这个阶段，我已经无法想象，如果没有锂盐和心理治疗，我该怎样维持正常生活。锂盐防止我进入诱人但极具毁灭性的兴奋状态，减弱了我的抑郁，并且帮助我理清了杂乱无序的思想。它让我放慢速度，平静舒缓，避免摧毁我的事业和人际关系，也让我不用住院，继续活下去，并接受心理治疗。当然，不言而喻，心理治疗也起到了非凡的作用。它可以解释我混乱的原因，控制我可怕的思想和情感，为我带来控制的力量和希望，也带来从疾病中学习的可能性。

药物永远无法让人逐步重返现实。它只会使人莽莽撞撞、歪歪斜斜地回到现实中，有时甚至快得令人难以忍受。心理治疗既是一个避难所，也是一个战场。在这个战场上，我经受了精神错乱、神经过敏、兴高采烈、迷茫困惑以及绝望无助，其程度超乎想象。但也正是在这个避难所里，我始终相信，或者说学会了相信：我早晚有一天可以应对这一切。

药物永远无法解决我不想服药的问题，单纯的心理治疗也无法防止我陷入躁狂和抑郁的泥淖。这两者对我来说缺一不可。正是靠着药物、自身的怪癖和韧性，以及这种独特、奇异、刻骨铭心的心理治疗的帮助，我才能活下来。这实在是一件奇怪的事情。

我花了很长一段时间，才了解到药物对我的生活有多重要，而对于服用锂盐的必要性缺乏判断力，让我付出了极为惨痛的代价。

AN UNQUIET MIND

A MEMOIR OF MOODS AND MADNESS

怀念土星 04

如果你曾经体验过群星闪耀在你的脚下；体验过星球的光环穿越你的双手；习惯了每晚只睡四五个小时，可现在却要每天睡上 8 个小时，那么，要适应这种中规中矩的时刻表，就需要作出很大的调整。

每个人都会以不同的方式陷入疯狂。作为一名气象学家的女儿，在那些充满了瑰丽幻觉的夏日里，我经常飘浮在云端，在大气圈外层翱翔，一次又一次穿过云层，越过繁星，穿过布满冰雪的极地。时至今日，我仍然能够从心灵中看到耀眼的光影分裂、转移，看到变化多端、鲜明动人的色彩闪动在数英里长的光圈表面。这个星球拥有转轮烟火般的光环，一些苍白得几乎让人感觉不到的卫星围绕着它。我还记得自己在幻想穿越这些卫星的时候，吟唱着《带我飞向卫星》这首歌曲，感到这一切简直太有趣了。当然，所有我所见到和感受到的，不过是我头脑中的幻觉，或是内心渴望的零散片段。

永恒的土星

这一切是否真实？当然不是。至少，“真实”这个词所蕴含的所有含义它都不符合，但它是否一直陪伴在我的身边？毋庸置疑。即便我早已摆脱了精神紊乱，也开始服用药物，但它仍然是我永恒记忆中的一部分，伴随着“普鲁斯特式”的忧郁。自从那次灵魂的神游之后，土星和它的结冰环又平添了凄婉的美丽色彩。现在，如果不是悲痛万分，我再也无法看到土星的影像了。心灵的遨游所带来的张力、辉煌和绝对的自信，让我很难相信自己真的愿意摆脱躁郁症的困扰。

即便身为一位临床教师和科学家，读了很多研究文献，知道不服用锂盐会产生的危险后果，但是，在初次诊断后的好几年时间里，我仍然不愿意按照医生的处方来服药。为什么我会如此心不甘情不愿？为什么一定要经过更多次的躁狂发作，长时间、具有毁灭性的抑郁症状接踵而来之后，我才愿意遵医嘱去服用锂盐？

毫无疑问，我的不情愿主要来自对自己患病这个事实的根本否认态度。对于早期的躁郁症患者来说，这是一种常见的反应，完全和直觉背道而驰。情绪本是生命中极重要的一个部分，甚至关系到个体对自己的评价。因此，即便是极端病态的情绪和行为，都可以被看作暂时的，甚至是可以理解的，是对生活的正常反应。而对我个人而言，我非常恐惧失去过去的自我和处境，要放弃心灵和情绪而展翅翱翔实在是一件很难做到的事情，即便随即袭来的抑郁症状几乎要了我的命。

我的家人和朋友都以为，我会为重返“正常”而感到高兴，会对锂盐心存感激，并因此拥有正常的睡眠和能量。但是，如果你曾经体验过群星闪耀在你的脚下；体验过星球的光环穿越你的双手；习惯了每晚只睡四五个小时，可现在却要每天睡上 8 个小时；习惯了几天乃至几周连续熬夜，现在却无法做到——那么，要适应这种按部就班的时刻表，就需要作出很大的调整。这种时刻表虽然让大多数人感到非常舒服，但对我来说，它是崭新的、苛刻的，从表面上看是缺乏效率的。而且，令人恼火的是，它无法让人感到兴奋和陶醉。每当我抱怨自己能量不足、活力下降、情绪低沉时，人们总会说：“哦，至少你现在和我们大多数人一样了。”

我知道，他们只是想要安慰我，没什么别的意思。但是，我的对比对象并不是别人，而是我自己。不仅如此，我喜欢将现在的自己与过去处于最佳状态的自己进行比较，后者也就是在轻躁狂状态时的自己。现在这个正常的自己，和最具活力、效率最高、情绪最激烈、最兴奋外向时的我实在是相距甚远。简而言之，我实在无法适应现在的角色。

我真的十分怀念土星。

与锂盐的战争

在我服用锂盐后不久，我与锂盐的战斗拉开了序幕。1974 年秋天，医生首次为我开了锂盐的药方。到了 1975 年春天，我就违背了医嘱，自行停药。一旦最初的躁狂症状和随之而来的严重抑郁渐渐消退，我便为自己罗列出各种各样的理由来抵制服药。其中一些理由纯粹是心理上的，其余的理由则与血液中的锂盐浓度过高所引发的不良反应有关。可在当时，这种浓度却是控制病情所必需的。（在 1974 年，病人所服用的锂盐在血液中的浓度标准远高于现在。许多年来，我一直服用较低剂量的锂盐，而早期治疗阶段的不适应已经消失。）最初 10 年，服药的不良反应真的很难应对。为了达到治疗效果，包括我自己在内的少数病人服用锂盐的剂量甚至达到了中毒的水平。

毫无疑问，锂盐在我身上起到了非常好的效果，就像教科书上描写的一样，锂盐格外适合我这样的躁郁症患者：严重的躁狂症状、明显的躁郁症家族史，而且躁狂在抑郁之前而不是之后发作。但是，这一药物也严重影响了我的精神生活。这种让我信赖的药物每个月都会引发多次严重的恶心和呕吐，因为我体内的盐分、饮食、运动或者激素的变化都会让锂盐水平过高。为此，我不得不长期睡在浴室的地板上，枕着枕头，用我在圣安德鲁斯穿的那件温暖的羊毛长衫裹住身体。

我简直记不起自己有多少次突然严重病倒，更令人尴尬的是我在一些公共场所的表现，从演讲大厅到饭店、旅馆，甚至在伦敦国家画廊。（在我转而服用缓释锂盐药剂之后，这种情况明显好转。）每当陷入中毒状态，我就会开始步履蹒跚并因混乱失调而走路撞墙，语言也含混不清。这些症状让我几次被送到急诊室，接受静脉注射来缓解中毒迹象，而更让我无地自容的是，这些症状让我看上去像服用了什么毒品或是喝得酩酊大醉。

一天晚上，当我结束了在马里布（Malibu）的骑术课程之后（其间我两次从马背上摔了下来），警察要求我在路边停车。他们让我接受一套令人印象深刻的、非常详细的道路神经检验，但是，我根本无法走出一条直线，没办法用手指指着鼻子，也无法用指尖轻敲拇指。当警察用手电照射我的眼睛时，天知道我的瞳孔当时是什么样子。直到我翻出了装满药物的瓶瓶罐罐，把我精神科医生的姓名和电话告诉警察，并表示愿意接受血液测试后，他们才肯相信我并没有嗑药或酗酒。

在那次事件之后不久，也就是我刚刚学会滑雪的时候，我来到犹他州一座高山的山顶。当时我并不知道高海拔和剧烈的运动都会提升血液中的锂浓度。我变得毫无方向感，完全无法找到下山的路。幸运的是，我的一位同事知道我当时正在服用锂盐，而且他恰好是一位药物使用方面的专家。见我没有在约定的时间与他碰面，他便开始担心。他怀疑我陷入了中毒状态，并与滑雪场的巡警一起寻找我。最终，我安全下山，只不过是以我并不喜欢的平躺方式。

恶心、呕吐以及偶尔的中毒，虽然在很多时候令人沮丧和尴尬，但是远远赶不上锂盐对我的阅读、理解和记忆能力产生的严重影响。在少数情况下，锂盐会导致视觉调节方面的问题，进而导致视线模糊。它还会损害个体的注意力和注意广度，并影响记忆力。

阅读是我曾经的智力和情感生活的重心，它忽然变得遥不可及。我曾经习惯于每周读三四本书，现在变得完全不可能了。在将近10年的时间里，我没有通读过一篇严肃的文学作品或学术著作，由此引发的挫折和痛苦是无法衡量的。在无名怒火的驱使下，我曾重重地把书籍扔到墙壁上，也曾把医学杂志丢出办公室。相对于书籍，阅读杂志更为轻松省力，因为杂志文章更为短小。但这同样存在不少困难，有时候我不得不反复阅读同一个句子，或者做很多注解，才能理解其中的含义。即便如此，阅读的内容仍然会不时从我的头脑中消失，就像冰雪落在炽热的人行道上一样。为了解闷，我开始练习刺绣，并绣了无数的靠垫，以打发原先用于阅读的时间。

诗歌的慰藉

谢天谢地，阅读我一直深爱的诗歌还在我的能力范围之内。我现在对它更加迷恋。除此以外，我发现儿童读物要比成人书籍更简短、印刷字体也更大，相对来说更适合我阅读。我开始一遍又一遍地阅读童年时读过的经典故事，比如《彼得·潘》《欢乐满人间》《夏洛的网》《哈克贝利·费恩历险记》《绿野仙踪》。多年以前，正是这些书籍为我开启了一个难忘的世界。现在，它们再次向我吹来和煦美丽的春风。在所有的儿童书籍中，我最喜欢重读的是《柳林风声》。我发现自己有时会完全沉浸在这个故事中。记得有一次，看到一段描写鼹鼠和它房子的文字时，我完全崩溃，一直哭泣，无法入睡。

最近，我重新翻开了《柳林风声》。自从恢复了阅读的能力之后，我还未从书架上把它拿下来过。我试着去找那段曾经让我感动得刻骨铭心的话。经过短暂的搜索之后，我找到了心中的那段文字。为了寻找世界的光明和开始一段冒险旅程，鼹鼠和他的好友大鼠已经远离地下的家很久了。在一个冬日的夜晚，正在奔波赶路的鼹鼠忽然嗅到了浓烈的家的味道，这让他的回忆像“潮水般奔涌而来”。他不顾一切地想要重返故居，并努力劝说大鼠和他一起回去。

> “请停下来，大鼠！”可怜的鼹鼠苦苦哀求着，心都要碎了，“你不明白！那是我的家，我的老家！我刚刚嗅到了它的气息，它一定就在附近，离这里非常近。我必须找到它，必须！哦，回来吧，大鼠！求求你，请回来吧！”

大鼠虽然一开始并不情愿浪费时间这么做，但最终仍然陪伴鼹鼠去找它的老家了。在听过圣诞颂歌，并且在炉火前享用过一杯淡味啤酒作为睡前饮料之后，鼹鼠回想起自己之前有多么怀念这曾经熟悉的温暖和安全感，所有这些“亲切的事物已经不知不觉地成为他生命的一部分”。

就在我重新阅读这一段的时候，我清楚地记起自己在病中阅读的感受。当时我刚刚开始服用锂盐，是那么怀念我的家、我的思想、我生命中的书籍以及那些“亲切的事物”。我过去的生活中，大部分事物都各得其所、各司其职，没有任何可怕的事物会在其中进行破坏。而现在，我毫无选择，只能生活在我的心理问题强加于我的破碎世界中。我是如此怀念我所熟悉的过往岁月，那个时候，疯狂和药物还没有将它们可怕的触角深入我生活的各个方面。

帮助自己接纳锂盐，使其成为生活一部分的若干准则：

1. 在宾客来赴晚宴或者新情人留宿家中之前，请清空你的药品柜。
2. 记得第二天要把锂盐重新放回药品柜里。
3. 不要因为自己缺乏协调性，或者丧失了曾经出色的运动能力而感到羞耻、尴尬。
4. 在你把咖啡溅得到处都是，签名写得就像 8 岁小孩的字迹，或者无法在 10 分钟内系上袖扣的时候，学会一笑置之。

5. 当人们开玩笑说打算“吃点锂盐”的时候，记得保持微笑。
6. 当你的精神科医生告诉你，锂盐能够帮助你解决生活中的混乱时，一定要明智而且深信不疑地点头称是。
7. 在药物发挥作用的过程中，一定要保持耐心。重新阅读《圣经·约伯记》，保持耐心。认真思考“耐心”（being patient）和“病人”（being a patient）这两个词之间的微妙关联。
8. 不要因为无法轻松阅读而恼怒。用哲学的眼光来看待问题。要知道，即便你能够读懂，很可能也会忘记大部分内容。
9. 要适应现状、接受自己丧失了一度拥有的激情和能量的事实。试着不要去想你曾经拥有过的激情夜晚。也许没有这些夜晚才是最好的选择。
10. 要经常意识到，自己已经大有好转。当然，你周围的其他人也会不厌其烦地指出这一点，而他们说的很可能是真的。
11. 要心存感激。千万不要动停止服用锂盐的念头。
12. 当你真的停了药，并因此陷入躁狂和抑郁之中时，可以预期，自己会听到来自亲人、朋友和医生的两种典型说法：

    “我真不明白，你之前已经恢复得很好了。”

    “我告诉过你可能会发生这种情况。”
13. 重新把药放进你的药品柜。

难以割舍的躁狂

最终证明，我之所以持续抵制锂盐，心理方面的因素远比不良反应重要。我只是不愿意相信自己真的需要服药。我曾对自己高涨的情绪痴迷成瘾，深深依赖它所带来的张力、欣快和自信，以及它引发他人高涨情绪的感染力。赌徒们愿意牺牲一切来换取赌赢时的狂喜；可卡因成瘾者甘愿冒着失去家庭、事业乃至生命的代价，来换取短暂的高亢能量和情绪。而我和他们一样，发现轻躁狂的状态是如此让人沉醉，且能萌发创造力。我无法放弃它们。更重要的是，因为意志强烈的父母、自身的固执任性以及保守的军人家庭教育方式，我发自内心地相信，我应该有能力克服遇到的任何困难，而不是依赖像药物这样的外力帮助。

我并不是唯一有这种念头的人。我的姐姐也坚定地反对我服用锂盐，并对我的最终妥协深感厌恶。过去她一直强烈地抵制清教徒式的教养方式，现在态度却发生了180度的转变。她明确地表示，我应该依靠自己的力量"撑过"躁狂和抑郁状态；用药物降低这种经历所带来的痛苦，只会让我的灵魂凋零。她越来越恶化的情绪，再加上她对药物所持有的危险而诱人的观念，让我很难与她维持良好的关系。

多年以前的一个夜晚，她斥责我"屈从于药物作用之下"，让"锂盐驱逐了自己的感觉"。她还说，我的人格已经凋零，生命之火已经熄灭，现在的我不过是以前的我的躯壳。这席话击中了我最为敏感的神经，而我猜她完全知道这一点。她彻底激怒了当时正与我约会的男友。

他曾经看到我病入膏肓的样子，并认为保持这种疯狂毫无意义。他试图幽默地转移话题："你妹妹可能只是过去的她的一个躯壳，但是这个躯壳已经让我无法消受了。"但是，我姐姐对他的话默然不理。这一切都让我的内心痛苦不堪，再一次对自己服用锂盐的决定产生了怀疑。

太过接近像姐姐这样的人，会产生我无法承受的后果。因为她代表了我未服药时心中根植的那份诱惑，代表了教养的声音，不断重复着"应该依靠自己来处理一切问题"，也代表了找回逝去的情绪和激情的强烈吸引力。我开始，也仅仅是开始意识到，除了我的情绪之外，我的生命其实也处在危险之中。然而，我从小到大所接受的教育中，从来没有"不斗争就缴械投降"这样的说法。我一直被教育要努力撑下去，要依靠自己，不要把问题丢给他人。

但是，回顾一下这种盲目的愚蠢和自大所带来的危害，我不免奇怪，自己以前究竟在想些什么？我同样被教育要为自己而思考，那么，为什么我从没有质疑过这些苛刻的、与自我依赖毫无关联的信条？为什么我没有看到这种自我挑衅有多么荒谬？

任性的患者

几个月前，我向精神科医生要了一份自己的病历。阅读它们的时候，我非常惶恐不安。1975 年 3 月，也就是我服用锂盐之后的第 6 个月，我就自行停了药。这一做法让我在数个星期之内就陷入了躁狂，接下来则是严重的抑郁。同年，我重新服用锂盐。就在我阅读医生对当时情况的记录时，我惊恐地发现这个模式竟然不断重现：

1975 年 7 月 17 日	由于严重的抑郁发作，病人选择重新服用锂盐。开始的剂量保持在每天两次，每次 300 毫克。
1975 年 7 月 25 日	病人出现呕吐反应。
1975 年 8 月 5 日	病人对锂盐的耐受性增强，并且因躁狂症状比自己想象中更为严重而深感沮丧。
1975 年 9 月 30 日	病人再次停止服用锂盐。她要证明自己可以不依赖药物来应对压力，这是一件非常重要的事情。
1975 年 10 月 2 日	病人坚持停用锂盐。躁狂症状已经出现，而病人对此一清二楚。
1975 年 10 月 7 日	由于易怒、失眠、无法集中注意力并且程度越来越严重，病人开始重新服用锂盐。

我的固执任性一部分可以归咎于人类的天性。对于病人来说，无论得的是急性还是慢性疾病，很少有人会不折不扣完全按照医嘱服药。一旦疾病的症状有所改善或消失，坚持服药就变得格外困难。对我个人而言，一旦我感到有所恢复，就丧失了继续服药的欲望和动机。我从一开始就不想吃药，因为药物的不良反应让我很难适应。此外，我也很怀念自己情绪高涨时的状态。而一旦我感到自己恢复了正常，就很容易否认这一疾病还会卷土重来。尽管大量研究文献已经明确表示，躁郁症不仅会再次复发，还会更猛烈、更频繁地再度复发。但不知为

什么，我就是相信，自己一定是例外。

这并不是因为我认为锂盐没有任何效果。恰恰相反，关于它的有效性和安全性的证据十分令人信服。不仅如此，我还知道它对我可以很好地发挥作用。也不是因为道德的考量，我并不反对使用精神类药物。正好相反，我一直都无法容忍反对用药物治疗精神疾病的人，特别是其中的一些精神科医生与心理专家。我也十分反对临床医生以某种尺度对医学疾病（例如帕金森综合征和乳腺癌）和精神疾病（例如抑郁症、躁郁症和精神分裂症）进行区分。我发自内心地相信，躁郁症绝对属于一种医学疾病。我同样相信，除了少数罕见的情况之外，不采用药物治疗躁郁症的医生，应当算得上渎职。尽管拥有上述这些想法，我仍然不知出于什么原因，认为自己应该不依赖药物去解决这些问题，也应该可以继续按照自己的方式生活下去。

锂盐的悖论

我的精神科医生非常严肃认真地听取了我的所有抱怨，例如个人的疑惑、药物的不良反应、家庭教育塑造出的价值观，但仍然坚定不移地认为我需要服用锂盐。感谢上帝，他拒绝接受我错综复杂的推理，我认为自己应该至少再试一次不用药物。他一直保持着基本客观的洞察力：问题不在于锂盐的效果是否存在问题，不在于我是否怀念自己亢奋的情绪状态，也不在于服药是否与家庭背景赋予我的某些价值观相冲突。最重要的问题是，我是否打算选择间歇性地服用锂盐，哪怕这样必然会使躁郁症一次又一次复发。就像他所看到的一样，现在我痛苦而清楚地看到，这是一个不但介于疯狂和清醒之间，也介于生和死之间的选择。

我的躁狂发作得越来越频繁和严重，并且变得更具“混杂性”，也就是说，之前我的欣快阶段是“白色躁狂”期，现在逐渐蒙上了越来越严重的抑郁阴影；我的抑郁症状越来越重，有严重的自杀倾向。就像我的精神科医生所指出的那样，几乎没有什么药物不存在不良反应，而综合考虑，锂盐是所有药物中不良反应最小的。很明显，相对于以往那些残酷而又无效的治疗手段，例如锁链、放血、裹尸布、精神病院、用冰锥刺进脑部，锂盐疗法已经有了相当大的改善。尽管目前抗痉挛类药物具有非凡的疗效，并且不良反应更少，但对于很多躁郁症患者来说，锂盐仍然是最有效的药物。当时的我对此完全了解，只不过确信程度比现在要低一些。

事实上，在所有这些理由背后，我真正秘而不宣的恐惧在于锂盐可能不会产生作用：如果我服用了它，却仍然发病该怎么办？从另一方面来说，如果我没有服药，就不会看到自己恐惧的一幕发生。我的精神科医生很早就看出了隐藏在我灵魂深处的这种恐惧，并且在他的医疗观察笔记中巧妙地捕捉到这种担忧：

> 病人将药物视为治愈的希望，同时也将其视为治疗无效时的自杀方式。她担心服药会让她丧失最后的解决途径。

躁郁症患者的话

几年之后，我身处一家旅馆的舞厅当中，周围挤满了 1 000 多名精神科医生。他们中的大部分人正在疯狂纵情大吃。要知道，免费的食物和饮料不论有多么糟糕，都可以让这些医生暂时远离阴沉的工作角落，重见天日。新闻记者和作家常常会谈到，精神科医生会在 8 月份大规模流动，而在 5 月份，大概有 15 000 名形形色色的精神科医生奔赴美国精神病学会的年度大会——你可能会注意到，这同时也是自杀高峰期。我和几位同事也将在大会上发言，主题是躁郁症的诊断、病理生理学基础以及治疗的最新进展。

毫无疑问，我对自己正在承受的这种疾病能够吸引大范围的听众深感高兴，那时正是社会最关注躁郁症的一年。但是我也知道，不可避免地，这个当红的角色早晚会被像强迫症、多重人格障碍、恐惧症，或者任何其他能够引发专业人士兴趣的精神疾病取代。造成这一现象的原因有多种，也许是治疗方法上的突破，也许是能够产生最鲜艳的正电子断层扫描仪（PET）影像，也许是主角曾卷入某起特别昂贵难缠的官司，又或者是因为逐渐成为保险公司愿意理赔的对象。

我被安排演讲有关锂盐治疗的心理学和医学方面的内容，所以，就像以前一样，我摘引了“某个躁郁症患者”的话作为演讲的开始。我念的时候就好像在读别人写的东西，可实际上，那却是我自己的亲身经历。

> 无穷无尽的提问终于结束了。我的精神科医生望着我，用确信无疑的声音说：“躁郁症。”我很欣赏他的直言不讳，并且衷心地祝愿他家的田地蝗灾泛滥、房屋倒塌。在寂静中，

我内心升腾起令人难以置信的暴怒。我愉快地微笑着，他也回我以微笑。战争才刚刚拉开序幕。

这个临床情境的真实性引起了人们极大的共鸣。因为几乎所有精神科医生都处理过躁郁症病人以微妙或者不怎么微妙的方式抵制治疗的问题。最后一句话“战争才刚刚拉开序幕”引起了哄堂大笑。叙述过程中的这个幽默放在现实世界里却并不那么轻松。不幸的是，每年都有上万名病人拒绝服用锂盐。结果几乎都是造成疾病不可避免地复发，甚至酿成悲剧。在我和锂盐抗争的几年之后，我终于从我的一位病人身上看到了这一点。它成为一个特殊的警示物，痛苦地提醒着我反抗所带来的高昂代价。

急诊室的故事

加州大学洛杉矶分校附属医院的急诊室中，总是活跃着各种各样的住院医师、实习医生和医学院学生，同样活跃着的是疾病和死亡。人们快速地走来走去，带着优异才智、良好训练和苛刻环境所培养出来的活泼自信。尽管我是出于很不幸的原因才被叫到急诊室的——我的一位病人因为急性精神疾病而入院，但是也不可避免地感染上了这种兴奋的步调和混乱的节奏。忽然，从某间检查室里传来一声令人血液凝固的尖叫，叫声充满了恐惧和掩藏不住的疯狂。我迅速跑过走廊，途中遇到过一位护士、一位正在填写病历表格的住院医师，以及一位手拿咖啡、正在研究医生参考手册的外科住院医师，他的绿色消毒衣的短袖上夹着止血钳，脖子上挂着听诊器。

我推开发出尖叫声的房间的门，心猛然往下一沉。我看到的第一个人是值班的精神科住院医师。我们彼此相识，他向我报以同情的微笑。然后我看到了我的病人，他被四仰八叉地绑在病床上，手腕和脚腕都被皮带捆住，还有一条额外的皮带束缚住他的胸部。看到这一幕，我觉得胃中一阵翻腾。尽管他被重重束缚着，但我仍然感到十分害怕。

要知道，就在一年前，他曾在接受心理治疗时，在我的办公室把刀架在了我的脖子上。当时，我不得不叫来警察，将他强制押解进洛杉矶分校精神病学研究中心的封闭病房。但是，就在 72 个小时之后，有赖于美国司法系统令人感动的盲目智慧，他被重新放回社区，我再度肩负起对他的照料职责。这时，我注意到有 3 名警察站在病床边，其中两位把手放在佩枪上。显然，他们一定认为，这个人“不论是对自己还是他人都是个麻烦”，即便法官并不这么看。

病人再次尖叫，那是一种非常原始且令人恐惧的声音。之所以造成这种效果，一方面是因为他非常害怕，另一方面则是因为他又高又壮，而且完全陷入了疯狂。我把手放在他的肩膀上，可以感受到他整个身体都在不由自主地颤抖。我从未在任何人的眼中看到过如此的恐惧，也从未看到过如此严重的内在混乱和精神痛苦。谵妄性躁狂会有多种表现，每一种都可怕得难以描述。住院医师已经为他注射了大剂量的抗精神病类药物，但是还没有发挥药效。他现在充满了幻觉、偏执，几乎语无伦次，并且同时产生幻听和幻视。他的状态让我想起了电影中那些被困火海的马儿，它们的眼神充满了恐惧，身体却因为受到惊吓而无法动弹。

我用力压了压放在他肩膀上的手，轻轻地摇动他，说："我是杰米森医生。你被注射了安定剂，我们要送你去病房。你会没事的。"他看了我一眼，再次尖叫了起来。"你会好起来的。我知道你现在并不相信，不过你会康复的。"我仔细阅读了放在旁边桌子上的病案，厚厚的3份，都是这个病人的。考虑到他曾无数次入院，我开始怀疑自己的话究竟有几分可信。

他会康复的，对此我毫不怀疑。但是这种康复会维持多久，却是另一个问题。锂盐对他有着良好的效果，可一旦他的幻觉和绝望无助的恐惧消失，他就会立即停药。不论是住院医师还是我本人，都无须去看他在进入急诊室时血液中的锂盐浓度，因为那一定是零。而这一定会导致躁狂发作，继而是带有严重自杀倾向的抑郁。他的生活会充满难以言喻的痛苦和破坏性，而他的家庭成员也无法幸免。严重的抑郁恰恰是他躁狂发作危险性的一个镜中暗影。

简而言之，他的病虽然严重，但并不罕见，锂盐效果很好，但他却不肯服用。当我在急诊室，站在他旁边时，忽然觉得，从许多方面来考量，自己和其他人为了治好他的病所付出的大量时间、努力和情感，好像带来的效果都很微薄，或者说根本是白费力气。

渐渐地，抗精神病类药物开始发挥作用。他不再尖叫，也不再疯狂地试图挣脱皮带的束缚。他的恐惧减轻了，也不那么吓人了。过了一会儿，他竟然用一种缓慢而又模糊的声音对我说：“不要离开我，杰米森医生，请，请不要离开我。”我向他保证，会一直陪伴他进入病房。

我知道，在他住院、法庭出庭、家庭会议以及阴暗抑郁的过程中，我已经成为贯穿他生活的一个部分。作为他多年的精神科医生，我多次听他讲述梦想和恐惧，充满希望但最终毁灭的人际关系，宏伟但崩塌了的未来计划。我曾领教过他非凡的韧性、勇气和智慧，我相当喜欢并尊重他。但是，由于他不断拒绝服药，我越来越感到挫败。基于我的个人经历，我当然可以理解他对于服用锂盐的种种顾虑。但是，我也只能理解到某个程度，一旦越过这个程度，我便很难眼睁睁地看着他一再重复可预期的、痛苦也不必要的躁郁症反复发作。

戴着枷锁前行

无论多少心理治疗、教育、劝说或者强制都不起作用。医疗和护理人员提出的治疗方案也不起作用。家庭治疗没有用；不论是住院、人际关系破裂、财务危机、失业、坐牢的经历，还是平白无故浪费自己富有创造性、受过优秀教育的良好思维，都无法产生影响。我和其他任何人想到的方法都无济于事。

几年内，我请了数位同事为他进行咨询，但他们和我一样，根本找不到影响他的方法，他抵制药物的盔甲是如此坚固而又密不透风。我曾花了好几个小时与我的精神科医生谈论这个病人，这么做一方面是为了寻求对他的临床建议；另一方面也是想证明，自己停用再服用锂盐，并不是一个无意识或不愿承认的过程。他的躁狂和抑郁症状发作得越来越频繁和严重。没有任何实质性的突破，也不会产生什么美好的结局。无论是药物还是心理学，都无法让他在足够长的时间内持续吃药来维持正常。锂盐对他确实有效，但他就是不肯吃。我们之间虽然建立了关系，但仍然不够深厚。他病情严重，甚至可能因此丧生。这种疾病每年要夺走上万人的生命。我们能够为他做的事情很少，这真让我感到心碎。

我们每个人都带着属于自己的枷锁艰难前行。

AN
UNQUIET
MIND

A MEMOIR OF MOODS
AND MADNESS

死亡的召唤 05

严重抑郁所带来的痛苦日复一日地加剧，就像动脉中的血液一样贯穿全身。这是一种残酷无情、无法缓解的苦痛，我找不到一扇希望的窗口，找不到任何逃脱这种残酷生活的途径。

由于不肯坚持服用锂盐，我终于尝到了自己酿成的苦果。我的精神病性躁狂复发，随之而来的，是不可避免的、漫长、撕心裂肺、阴暗且带有自杀倾向的严重抑郁。这种状况整整持续了一年半。

那段时间，从早上睁开眼睛一直到夜晚进入梦乡，每一分钟都是那么痛苦难挨，根本找不到任何快乐和激情。一切一切，所有的思想、言语或者动作，都是那么费力。所有曾经耀眼夺目的东西都变得平淡无奇。

我开始觉得自己鲁钝、无聊、能力不足、思维不清、昏聩不明、反应迟钝、无精打采、冷酷无情、了无生机。我彻底怀疑自己是否拥有做好任何一件事情的能力。我的思维如此缓慢，衰竭到根本无法发挥任何作用。这团不幸、错综复杂而又混乱的灰色情绪唯一的作用，就是不断提醒我，自己的性格有多少缺陷和不足，并让我绝望无助地在痛苦中承受这一切。

拒绝入院

这段时间，我每周都会去见我的精神科医生两三次，并再次开始服用标准剂量的锂盐。除了追踪记录我的服药状况之外，我的精神科医生还记录下了我因抑郁发作而生的，残酷无情而又日复一日、周复一周存在的绝望、无助和羞耻感：

> 病人不断产生自杀的念头，想要从医院楼顶跳下；病人持续处于自杀的高度危险中，完全不接受住院的建议，而在我看来，她的情况也不符合《加州强制入院法则》；病人对未来充满绝望，担心复发，也害怕处理自己的感受；病人自我感觉十分尴尬困窘，并表明不论自己的抑郁症状如何发展，她都不会“逆来顺受”；病人在陷入抑郁时不愿意与人打交道，因为她觉得自己对他人而言是不堪忍受的负担；她害怕离开我的办公室。病人已经多日不曾入睡。她感到绝望。

那时，我的抑郁发作曾经有过短暂的缓解，但最终还是恐怖而又无法避免地卷土重来：

> 病人感到自己似乎已经支离破碎，无助地发现自己的抑郁感再次降临。

我的精神科医生不断尝试劝我住进精神病医院，但被我断然拒绝。一想到自己要被锁起来，远离熟悉的生活环境，参加治疗性的小组活动，并且不得不忍受屈辱和隐私权受到侵犯，我就不寒而栗。那段时间我正在封闭的精神病区工作，我可不希望自己是没有开门钥匙的人。

但是，最令我担心的是，如果公众知道我曾经住院，那么即便在最乐观的情况下，我的临床工作和行医资格也将被暂时中止。如果遇到最坏的情况，它们将被永久取消。

我始终拒绝入院，加州关于强制入院的法则更多地考虑律师而非病人的权益，即便我真的被强制送入医院，也可以不费吹灰之力地离开。而且，就算真的住进了医院，也不能保证我不在病房内自杀，要知道，病房内的自杀案例并不罕见。有了这次的经历之后，我和我的精神科医生以及家人达成了一个明确的协议：如果我再度陷入严重的抑郁，他们有权利在必要的情况下违背我的意愿，让我同时接受电痉挛疗法和入院就诊，而前者正是治疗某些严重抑郁症的最佳方案。

“成功”的自杀计划

那个时候，尽管我已经接受了最好的医疗看护，但它们似乎没有起到任何作用。我只想一死了之，结束一切。我决定实施自杀，冷血地决定不向别人透露一丝我内心的计划和想法；这一点我做得相当成功。就在我尝试自杀的前一天，我的精神科医生在病历上写下的唯一一句话就是：严重抑郁，非常安静。

> 在暴怒中，我奋力扯下了墙壁上的浴灯，并感到暴力贯穿了我的全身，却无法脱离我的身体。“上帝啊！”他叫着冲了进来，然后静静地停住了。天哪，我一定是疯了。从他的眼神中，我看到了担心、害怕、恼怒、无奈以及“上帝啊，为什么会是我”的复杂情绪。

“你受伤了吗？”他问道。我转过头，快速地转动眼睛，扫视着镜中的自己。我看到鲜血从胳膊上流了下来，染红了我那美丽又性感的睡衣。就在一小时前，这件睡衣还在一段激情中发挥着截然不同的美妙作用。“我毫无办法，我毫无办法。”我向自己低吟着，却无法将它说出口，那些词汇无法倾吐出来，而我的想法又变化得太快，根本抓不住。我不停地用头撞墙。上帝啊，请让它停止吧，我再也无法忍受了。

我知道自己再次陷入了疯狂。我想，他是真的关心我。但10分钟后，他也开始尖叫，他的眼睛里流露出一种被疯狂感染的狂野神情。我们两人之间的亢奋情绪似乎在相互影响和叠加。“我不能就这样丢下你。”可是我却说出了一些着实恶毒的言语，竟然还夸张地想要扑上去扼住他的喉咙。他终于无法忍受，离我而去。他看不到我内心的痛苦和绝望，我无法传递出这一点，而他也根本无法了解。

再没有什么可以做的事情了，我无法思考，也无法冷却这种可怕的混乱。我一个小时前所产生的伟大想法现在却变得无比荒谬可笑，我的生命已经完全崩溃。更糟的是，它还具有强烈的破坏性。我的身体再也不适合居住了，它是如此容易暴怒和哭泣，充满了毁灭性和狂野的力量。面对着镜子中的主人公，我看到的是一个陌生的怪物，我并不认识它，但是却必须与之分享自己的思想，并与它一起生活。

我开始理解，为什么杰基尔会在海德完全掌控自己之前杀死自己。[①] 那一天，我服用了大量锂盐，心中却没有一丝悔恨和遗憾。

在精神病学的圈子中，如果你自杀死去，就会被冠以“成功”自杀这一头衔。不过，这种成功实在是不要也罢。而在长达 18 个月的难以言表的痛苦岁月中，我开始承认，带有自杀倾向的抑郁其实是上帝使躁郁症患者待在所属之地的一种巧妙方法。这么想确实管用。严重抑郁所带来的痛苦日复一日地加剧，就像动脉中的血液一样贯穿全身。这是一种残酷无情、无法缓解的苦痛，我找不到一扇希望的窗口，找不到任何逃脱这种残酷生活的途径。阴冷的想法和感受暗潮涌动，主宰着那些恐怖的、无眠无休的夜晚，让我在绝望中无处可逃。

在清教徒的理念中，有这样一种假设，即认为所谓的“成功”与“不成功”完全取决于自杀这一可怕的终极行为能否实施。那些没能“成功”杀死自己的人不仅软弱，而且无能，因为他们甚至无法让自己死掉。然而，自杀从来都是一种非理性的行为，很少能够展现出个体在较好状态下的缜密智力。因此，它通常是带有冲动性的，并不一定按照人们最初的计划行事。

其实我本人就是最好的例子。那个时候，我再也无法忍受这种痛苦，无法容忍自己正在慢慢变成一个精疲力竭、惹人厌烦的人。我觉

① 杰基尔和海德（Jekyll and Hyde）是 19 世纪英国小说家史蒂文森所著小说《化身博士》（*The Strange Case of Dr. Jekyll and Mr. Hyde*）中的主人公，杰基尔医生是一位善良的绅士，因为服用了自己发明的药物而变身成另一个凶残的人——海德，他在这两个身份之间来回穿梭变化。——译者注

得自己不能成为困扰朋友和家人的沉重包袱。我在头脑中建立了一种偏执的联系，认为就像我幼年时亲眼见到的牺牲自己来挽救他人性命的飞行员一样，我能为自己关心的人做的唯一一件有意义的事情就是自杀，就像任何一个人为了使某只动物免受持续的痛苦，都会将它杀死一样。

实施自杀

在某个时期，我曾买了一把手枪，但是在一次理性思维的作用下，我将这件事情告诉了我的精神科医生，并心不甘情不愿地丢掉了它。在这之后的好几个月里，我常常来到加州大学洛杉矶分校附属医院 8 楼的楼梯间，不断抵抗自己向前迈出一步、纵身跃下的念头。虽然自杀性抑郁并不会让人变得体贴、善解人意，但是一想到家人不得不去辨认我摔得支离破碎的尸体，这种念头就变得毫无可行性。所以，我决定要找到一种看似完整循环、充满诗意的自杀方式。锂盐，尽管它最终挽救了我的生命，但是在那段特殊的时期，却是我无尽悲哀和痛苦的根源。就这样，大剂量服用锂盐成了我最终的选择。

为了避免服用的锂盐被呕吐出来，我特地跑到急诊室搞到了一张开有止吐药的处方。然后，我静待由朋友、家人和精神科医生共同组成的“防范自杀”阵线出现纰漏。万事俱备之后，我就把电话移出自己的卧室，以防我会不经意地拿起它——我绝不能接听电话，因为我深知，这一举动很可能会引起监护者的警觉。在一场激烈的争吵之后，处于暴躁易怒状态的我，一把又一把地吞食药片。在这之后，我便蜷缩在自己的床上，静候死神的降临。

但是，我从未料想到这样一个事实：服药后，我的大脑会与警醒时截然不同。所以，当电话铃声响起时，我会出于本能地去接听。就这样，我挣扎着，几乎半昏迷地走到客厅的电话旁。我含混不清的声音立即引起了哥哥的警惕。当时他从巴黎打来电话，想要了解我的情况。在听到我的声音后，他马上联系了我的精神科医生。

如果不是为了自杀，没有人会选择服用锂盐这种痛苦的方式。要知道，锂盐常常被用来训练土狼，使它们不再攻击羊群。通常，只要吃过一次浸过锂盐的羔羊尸体，土狼们就会恶心到这辈子都不再攻击羊。尽管我服用了药物，防止自己把锂盐吐出来，但我仍然比土狼更难受。此外，它还让我很多天都处于恍惚的昏迷状态，不过考虑到当时的情况，这也未尝不是一件好事。

友谊的珍贵

我尝试自杀前后的很长一段时间里，都得到了一位朋友的细心看护。正是他，让我对友谊这个概念有了更深入的理解。他是一名精神科医生，同时也是一位温暖、机智、古灵精怪的人，他的大脑就像堆满了杂物的阁楼。他总会被包括我在内的各种稀奇古怪的事物吸引，并且写过很多吸引人的有趣文章，像《肉豆蔻精神病》和《福尔摩斯的个人习惯》等。他是如此忠诚，陪伴我度过了一个又一个夜晚，并且总能忍受我的坏脾气。不论在时间还是金钱上，他都表现得十分慷慨，坚定不移地相信我终将走出抑郁的阴霾，变得活力四射。

有时，尽管我告诉他想要一个人待会儿，他仍然会在稍后的凌晨一两点钟打来电话，了解我的情况。他不仅能通过声音判断我当时的状态，而且不论我怎么要求独处，都会坚持跑过来。通常他会用这样的借口："我睡不着，你不会拒绝过来陪伴一位朋友吧？"由于深知他只是想检查我的状况，我会说："当然，相信我，我当然可以拒绝。让我一个人待会儿，我现在情绪很糟。"但几分钟之后，他又会打来电话："求求你，求求你，真的求你了。我确实需要人陪伴。我们可以找个地方吃点冰激凌。"就这样，我们总会在一些稀奇古怪的时间碰面。我心中充满了难以言表的感激，因为他总会有各种方法让我觉得，我对他而言并不是沉重的负担。这份友谊真是弥足珍贵。

幸运的是，他同时在周末担任急诊室医生。我尝试自杀之后，他和我的精神科医生一起为我制订了医疗看护和监督计划。我的朋友持续地监护我，检查我血液中的锂盐和电解质浓度，并不断陪我散步，帮助我脱离药物的影响，就像让一条受伤的鲨鱼在水箱中来回游动，让水流过它的鱼鳍。他是唯一一个能够让我在病情最严重的时候大笑的人。和我丈夫一样，当我极端易怒、烦躁或者困扰的时候，他总能使我变得温和平静。当时我已经与丈夫分居，不过仍然常常联系。我的这位朋友陪伴我走过了生命中最黑暗的那段日子，除了我的精神科医生和家人，他算得上我最大的救命恩人。

我欠我精神科医生的恩情简直无法用言语形容。记得在那段灰暗的岁月里，我不下一百次地坐在他的办公室，每一次都在想，他究竟会说些什么，好让我感觉好一些并继续活下去。可事实上，他什么也没有说，这实在很可笑。但也正是由于他没说出那些愚蠢的、盲目乐观和施以恩惠的话，正是由于他所传递出的那种无法通过言语表达的共情和温暖，正是由于他所投入的智慧和时间，以及他坚定地相信我值得活下去，我才得以延续了生命。

他是一个直截了当的人，这一点非常重要。他总是乐于承认自己在知识和治疗方面存在的局限，以及自己所犯下的错误。虽然很难用言语来表达，但是最能体现他对我的重要意义的一点，就是他使我明白：从自杀重返生活的道路是十分寒冷严酷的，而且还会越来越寒冷；但是，凭着钢铁般的意志、上帝的恩赐以及终将出现的转机，我必将走完这条路。

亲情的温暖

我的母亲同样神奇非凡。在我深陷抑郁的那段漫长日子里，她为我烹制了一顿又一顿美味佳肴，帮助我洗衣服、负担医疗账单。她还得忍受我的暴躁易怒和令人厌烦的抑郁情绪，并开车载我去看医生，带我去药房，还陪我购物。她就像一只温柔的母猫，睁大她那充满母性光辉的眼睛，轻轻咬住迷途小猫的脖子，以免它走得太远。不论是在情感上还是实质上，她都能带给我安全感和庇护。她那令人钦佩的伟大力量慢慢渗透进我枯竭的内心，配合药物对我大脑的作用，以及心理治疗对我心灵所起到的安定作用，使我走过了那段不可思议的艰苦岁月。如果没有她，我根本不可能活到今天。

很多次，我不得不挣扎着上完一堂课，根本不知道自己是否词不达意。我的思想已变得嘈杂混乱，而我只能透过它们才能完成教学任务。唯一能够让我继续撑下去的动力，就是母亲多年以前灌输给我的信念：意愿、勇气和责任，是使我们的存在达到最高人性状态的最终途径。在我的人生道路上，每当我遇到可怕的风暴，母亲都用她的爱和坚定的价值观，为我提供持续而有力的支持，如阵阵和风。

生命的复杂性远远超乎我们的理解。父亲在性格方面给予我的，就好像一匹极端狂野、阴郁、难以驯服的野马，它没有名字，也没受过任何约束。我的母亲则教会我如何去安抚它，给予我爱和纪律来驯服它。就像亚历山大大帝仅凭直觉就了解自己的爱马布塞弗勒斯一样，她了解我并教会我：驾驭野兽最好的方法，就是让它面向阳光。

难以启齿的事情

不论是躁狂还是抑郁，都具有暴力性的一面，而暴力绝不是一件易于启齿的事情，特别是对一个女人来说。狂野地失去控制，例如用身体攻击、用最高的嗓门尖叫、漫无目的地到处乱跑，或者冲动地想要从车上跳下来，这不仅使别人心惊胆战，对自己而言更是可怕之极。在盲目的躁狂状态中，我曾多次做过上述几乎所有的疯狂事情，其中有些甚至重复发生。我始终深切而又痛苦地意识到，要控制或者理解这些行为是多么困难，而要向别人解释这些行为就更是难如登天。

在我精神病发作时，也就是我黑暗易怒的躁狂期，我总会摧毁自己珍爱的东西，并将自己深爱的人推向崩溃的边缘。那个时候，我曾被可怕的外力强行约束，被人拳打脚踢推倒在地板上，双手被反绑在身后，并被迫吞下药物。

我不知道自己究竟是怎么从这些行为中恢复过来的，也不知道自己与朋友、情人的关系在经受了这种黑暗、强烈而具有摧毁性的能量打击之后怎么会仍能维系。就像尝试自杀一样，这种暴力使周围每一个关心我的人都身心俱疲。如同知道自己曾试图自杀一样，知道自己曾经狂暴失控同样迫使人必须努力调整自己，才能面对这个完全偏离本来面目的“我”。

试图自杀之后，我不得不调整心中的自我形象，原先那个充满了热情、希望、能量，对生命满怀爱和梦想的年轻女孩，已经变成一个单调乏味、悲痛易怒的女人，她一心求死，并服下了剂量足以致命的锂盐。在每一次暴力的精神病发作期之后，我仍然要试着调整自己心中的自我形象，以前那个懂事、说话柔和、高度自制、对他人的情绪和感受十分敏感的人，现在变成了一个暴躁易怒、丑陋疯狂、口出恶言，并且完全丧失控制和理性的人。

真正的自我、教育所灌输的正确待人处世之道，以及在那段可怕的黑暗躁狂期和混合状态下我的真实表现，这三者之间的巨大差异令我无比困扰。我想，对于我这样一个生长于极为保守和传统世界的女人来说，这一点显得格外突出。这些差异似乎与母亲的温和优雅相距甚远，那段充满了军官舞会、塔夫绸和丝缎礼服、优雅及肘手套、缀在手腕处的珍珠纽扣的宁静岁月更是无比遥远。要知道，在那段岁月里，你唯一需要操心的就是在参加军官俱乐部的周日晚宴前，检查长袜上的缝线是否笔直。

躁郁症更爱女人

在我生命中最重要也是人格成型的那段日子里，我一直生长于一个秩序井然的世界中，被教会如何体谅他人、谨慎周到并约束自己的行为。我们全家人每个周日都会去教堂，而我回答所有成人的问话，在结束时都会加上“女士”或“先生”。即便父母对我的独立精神大加鼓励，也只限于学业和智力方面，而非离经叛道的社会行为。

然后，忽然之间，我变得毫无理性且充满破坏性，无法预期又难以控制。礼仪和规范根本无法约束这种情况。上帝显然已经无处可寻。海军军官舞会、志愿护士小组也根本无法与这种疯狂分庭抗礼，它们原本也不是为此目的而存在的。无法控制的愤怒和暴力是如此可怕，远远超出了一个文明和可预期的世界的容纳范畴。

自从有记忆以来，我就拥有丰富且强烈的感受，热爱并体验着美国诗人戴尔莫·施瓦茨（Delmore Schwartz）所说的“喉咙中溢满狂喜”的状态。然而，狂喜的另一面却是暴躁易怒。在最开始的时候，这些激烈的情绪并不算太坏：除了为我的个人生活增添了不少浪漫色彩之外，还为我的职业生涯提供了很多积极的帮助。可以想象，它们曾触发并推动了我大部分的写作、研究和倡导工作，驱动我尝试和创造。它们也让我产生对生活状况的不满，并无休无止地希望得到更多。但是，当这些不满、激情或者无休无止的渴求转变为过度的愤怒，我就开始持续地体验到一种不舒服的感觉。因为这种愤怒与我从幼年时就一直仰慕的温和而家教良好的女性形象格格不入。

从某种程度上来说，抑郁症状更多地与社会对于女性的定义相关：消极、敏感、无助、无望、受创、迷茫、乏味以及缺少野心。而躁狂状态则更多地源自男性的特征：躁动不安、激动、攻击性强、善变、能量充沛、富于冒险精神、浮夸空想以及对现实状态不满。在这种情况下，男人所表现出的愤怒或者暴躁更容易被人们容忍和理解：人们会默许领导者或者航海家拥有更广阔的性情变化空间。

自然而然地，女性和抑郁更多被放在一起，而女性与躁狂之间的关联则鲜有人关注。这一现状并不让人惊讶，因为女性的抑郁症发病率是男性的两倍，而两者的躁郁症发病率则几乎相同。在通常状态下，躁狂会影响绝大多数女性。她们常常会被误诊，即便有幸接受精神治疗，治疗的质量也不高。而且她们极有可能出现自杀、酗酒、药物滥用和暴力行为等方面的问题。但是，就像患有躁郁症的男性一样，她们也常常为周围的人和社会贡献大量的精力、热情和想象力。

躁郁症是一种既能够终结生命，也能够承载生命的疾病。就像火既具有创造力也具有破坏力的本质一样。英国诗人狄兰·托马斯（Dylan Thomas）曾经这样写道："一股力量穿过绿色的导火线，燃放了花朵，也燃放了我的青涩岁月。它摧毁了大树的根茎，是属于我的毁灭者。"躁狂期正是这样，它是一种奇特的驱动力、一个毁灭者、一团燃烧在血液中的火焰。幸运的是，在医学学术界中，血液中燃烧一团烈火并非毫无好处，特别是在我争取终身教职的过程中。

AN UNQUIET MIND

A MEMOIR OF MOODS AND MADNESS

纯男性俱乐部 06

直到我的一位同事，一位纯男性的“波希米亚俱乐部”的成员，拿了一些俱乐部的酒到我家时，我才真正理解了终身教职的深刻含义。“恭喜你，教授，”他边说边将酒瓶递给我，“欢迎加入纯男性俱乐部。”

“终身教职”是一流大学中最接近血腥运动的一种竞赛：竞争激烈，需要全身心投入，刺激、迅猛、毫不留情，而且充满了男性阳刚之气。在大学的医学院任教，除了日常的科研和教学任务之外，还必须从事各种临床工作。因此，要争取到终身教职可谓难上加难。综合所有因素来看，在这样一条众所周知的格外艰辛的道路上奋斗，同时拥有女性、非医生以及躁郁症患者这三重身份，可不是什么巨大的优势。

获得终身教职对我来说，并不仅仅意味着学术和经济上的保证。在刚刚担任讲师职务的几个月内，我便开始陷入躁狂发作的阴影中。在1974年到1981年这段争取终身教职的过程中，我所经历的艰难困苦远远超出在医学学术界激烈竞争的难度。更重要的一点是，这段岁月也是我与疯狂作斗争，避免自己走上绝路，并勇于面对自身疾病的过程。随着时光流转，我的决心也日益坚定，希望能够从所遭受的痛苦中获得积极的力量，也试着让自己的疾病有所好转。获得终身教职之时，也是一个具有无限可能性和转机的时刻，标志着我终于获得了自己一直渴求的稳定状态和不停寻求的最终认可，代表着我已经在常人世界中投身于竞争，并最终存活下来。

广泛的兴趣

在承担教学和临床工作后不久，我就被指派到成人住院病房工作。很快我就变得焦躁不安，发现自己根本无法板起面孔向病人解释心理测验的结果。平日尝试解释罗夏墨迹测试就已经像进行猜谜探险游戏了，现在更是让我觉得还不如去解释塔罗牌或者星象图。这可不是我当初念博士的初衷。我开始理解美国摇滚歌手鲍勃·迪伦的名言：“接受了 20 年的学校教育后，他们才开始安排你白天值班。”所不同的是，虽然我已经念了 20 年的书，却还是不得不上许多夜班。

在担任教职的最初几年，我的学术兴趣十分广泛，几乎到了荒谬的程度。除了别的事务之外，我还酝酿展开一项针对蹄兔、大象和暴力之间关系的研究（花园酒会的余波）；撰写研究生期间研究迷幻药、大麻和鸦片制药的报告；考虑和哥哥合作，共同研究海狸筑坝行为的经济学意义；在麻醉学系开展疼痛和乳房幻影综合征（phantom breast syndrome）的相关研究；和他人合写大学用的变态心理学教科书；与他人一起研究大麻能否减轻癌症患者接受化疗时的恶心及呕吐症状；此外，还要试着找出一种合理的方式在洛杉矶动物园进行动物行为研究。这些工作实在太多也太过零散，我的个人兴趣最终迫使我将注意力焦点集中在自己当时的行为及其诱因上。我逐渐缩小自己的工作范畴，专注于对情感障碍的研究和治疗。

我渐渐对躁郁症格外感兴趣。我一门心思想要改变人们对躁郁症的看法及治疗态度。我和两位在研究和治疗情感障碍上都具有十足经验的同事一起，决定在加州大学洛杉矶分校建立一个院外门诊部，专门诊断和治疗躁郁症和抑郁症。我们从医院申请到的资金足够请个护士，再添置一些档案柜。医疗主任和我花了几周时间来设计诊断和科研表格。然后我们针对第 3 年的精神科住院医师及博士前心理科实习医生，一起制订了一项教学计划（完全符合临床轮流实习或受训经历的标准）。我身为非医师，却担任医疗门诊的主任，这曾引起一股反对的浪潮，但医院大部分同事，特别是门诊的医疗主任、精神病学系主任和神经精神病学研究院的院长，都鼎力支持我。

风生水起的事业

在几年时间里，加州大学洛杉矶分校的情感障碍诊所就变成了一个庞大的教学和研究机构。我们评估并治疗了几千名情感障碍患者，开展了大量兼有医学和心理学色彩的研究，并教会精神科住院医师和临床心理学实习医生如何诊断和治疗情感障碍患者。我们的诊所成了最受欢迎的培训基地。由于所治疗疾病的特质和严重程度，这个诊所一直是一个人们来去匆匆、忙碌不堪、紧急和危机事件频发的地方，但它同样也是一个温暖并充满欢笑的场所。医疗主任和我虽然鼓励员工努力工作和长时间投入，但也非常支持下班后的欢笑聚会。要知道，在治疗具有自杀倾向和潜在暴力倾向、精神错乱的病人时，我们自身也必须承受相当大的压力。所以，我们尽可能为实习医生和住院医师们提供指导，并给予他们大力支持。

灾难性事件虽然极其罕见，但也确实发生过。有一次，一位聪明能干的年轻律师无视所有劝他入院治疗的尝试和努力，随后向头部开枪自杀身亡。事发后，教员、住院医师和实习医生便不断开展小组或大组讨论，一方面是希望了解真实情况，另一方面也是要在抚慰遭受重创的死者家属的同时，对负责临床工作的员工给予支持和帮助。在律师自杀的案例中，住院医师虽然已经竭尽所能，但仍然因为病人的死亡深受打击。具有讽刺意味的是，越是认真能干的医生，他们因失败感受到的痛苦也就越深。

我们非常强调药物和心理治疗并重，而不只强调药物单方面的作用。与此同时，我们也关注对病人及其家属的教育，提高他们对疾病和治疗方法的了解。由于我自己就是病人，因此特别能够意识到心理治疗对病人了解其疾病的原因有多重要：它使病人能够活下去，获得痊愈的机会，也使病人学会消除对药物的怨恨，并直面不用药的恶果。

除了教授有关区别诊断、精神药理学以及情感障碍的临床实务等基本内容外，我们的研究还围绕以下几个重点来进行：为什么病人拒绝服用锂盐和其他药物；哪些临床状态最可能引发自杀，如何减轻其影响；心理治疗对于抑郁症状和躁狂症状的长期影响；在轻躁狂状态下，疾病具有哪些积极因素，例如增强了精力和感知能力、提高了思维的灵活性和原创性、情绪体验更加强烈、性需求增加、视野开阔、灵光乍现频繁。我尝试鼓励临床医生们去了解，这种疾病既有坏的方面，也有好的方面，而正是这些好处使很多人沉醉其中，甚至成瘾而难以自拔。

为了让住院医师和实习医生了解抑郁期或躁狂期患者的发病体验，我们鼓励他们阅读来自病人和患有情感障碍的作家的第一手文字材料。同时，我还向所有住院医师和门诊的同事做了一场圣诞演讲，重点讨论了患有严重抑郁或躁郁症的作曲家所创作的音乐。谁能想到，这场非正式的演讲竟然衍生出一场音乐会，由我和加州大学洛杉矶分校音乐系的一位教授在 1985 年共同举办，当时的合作对象是洛杉矶爱乐交响乐团。为了提升公众对心理疾病，特别是躁郁症的了解和认识，我们向爱乐乐团的执行总监提出建议，希望演奏曲目以曾经患有躁郁症的作曲家的音乐为主，包括罗伯特·舒曼（Robert Schumann）、艾克托尔·柏辽兹（Hector Berlioz）和雨果·沃尔夫（Hugo Wolf）等作曲家的作品。爱乐乐团合作十分积极，在费用上也处处给予优待。

不幸的是，就在我们签订合同的几天后，加州大学忽然宣布要开始一项重大的金融改革，所有教职员工均不得以个人身份接受私人募捐。我因此背负上了 25 000 美元的私人债务。就像我的朋友所指出的那样，要想靠音乐会的门票来支付这么一大笔钱，实在难如登天。不过，尽管如此，演出当天，加州大学洛杉矶分校庞大的罗伊斯大厅仍座无虚席，音乐会获得了圆满成功。它也拉开了我们在全美各地举办一系列音乐会的序幕。它还催生了第一部由我们制作的公共电视特别节目，这之后的一系列内容都是围绕躁郁症和艺术主题来进行的。

在建立以及运作这个诊所的过程中，我都有幸得到我所在院系系主任的大力支持。尽管我并非医生，他也知道我患有躁郁症，但他还是力挺我成为医疗门诊主任。他不但没有因为我的疾病而限制我的临床和教学工作，反而在确定我正在接受良好的精神治疗，并且门诊部的医疗主任也已了解我的基本病情之后，鼓励我结合自身的状况研究出更好的治疗方法，并协助我一起改变公众对这一疾病的态度。

虽然系主任从没明说，但我可以肯定他一定是在我第一次严重躁狂发作之后，就知道我已患上了此种疾病。我的病房主任当然也知道我的情况，信息大概就是这样迅速向上传播的。无论怎样，系主任始终将这件事情当作一个医疗问题来对待。他第一次向我提到这件事是在某次会议上，他将手臂轻轻放在我的肩上，对我说："我知道你有些情绪问题，对此我感到很遗憾。但不管怎样，你可一定要吃锂盐。"在这之后，他一次又一次问起我的近况，确定我仍在服药。他非常坦诚直接，对我大力支持，从没表示过要我停止或减少临床工作。

既是患者又是医生

然而，要公开和别人讨论自己的疾病仍然让我感到十分忧虑。在第一次精神病性躁狂发作后很久，我才收到了"加州医学考核委员会"（California Board of Medical Examiners）核准颁发的行医资格。从开始服用锂盐到通过委员会的笔试和口试，期间我目睹了很多医学院学生、临床心理学实习生和住院医师因为精神疾病而无法完成学业。这种情况现在已经非常少见了。事实上，大部分研究生院和医学院都会鼓励患病学生接受治疗，并在可能的条件下重返自己的临床工作岗位。但我在加州大学洛杉矶分校担任教师的最初几年里，一直十分害怕有人发现我的疾病，害怕自己会被检举到医学院或核准执照的委员会，也害怕自己会被迫放弃临床和教学工作。

这份工作在很多方面都存在巨大压力，但我却如此深爱它。医学学术工作为我提供了丰富有趣而又多变的生活方式、众多的旅行机会，以及一大批忙碌而又精神抖擞的同事。尽管压力很大，但他们如饥似渴地投身于临床实践、论文发表和教学工作。这些压力会随着微小的情绪变化被放大数倍，即便我服用了锂盐，也未见丝毫好转。

我花了好几年的时间，才最终平息了激动的情绪。对我来说，身体正常时，就是写作、思考、接待病人和教学的最佳时机。当我陷入精神疾病时，日子则变得不堪忍受：我会连续几天或者几周在门上挂着“请勿打扰”的牌子，呆呆地望向窗外，睡觉，考虑自杀，或者看着我的天竺鼠在笼中不停打转（这也是我在躁狂发作时，疯狂采购的产物）。在这段时间里，我根本无法想象自己还能撰写文章，也无法理解自己尝试阅读的期刊文章。至于指导和教学工作，对我来说更变成了一种折磨。

上述情况就像是大海的潮汐，来来回回，反反复复。当我陷入抑郁时，没有任何信息可以进入我的头脑，我也无法创作出任何有价值的东西。当我处于躁狂或轻躁狂时，则会在一天内写出一篇文章，思想更是如泉水般涌动。我还会设计出新的研究项目、迅速完成病例和信件，并且“消灭”担任门诊主任必须应付的成堆官僚文件。就像生命中的其他一切事物一样，阴森常常因为壮丽而消失，而壮丽继而也会因为阴森而消亡。这是一种激荡的生命循环：宏伟，恐怖，可怕，具有无法言表的困难、美好，又难以预料的简单、复杂、有趣，同时也是一场无法逃脱的噩梦。

幸运的是，我的朋友们不是自身情绪也有些起伏不定，就是对我情绪的混乱状态有着惊人的容忍度。在担任助理教授的那些年，我花了大量时间与他们待在一起。我也经常外出旅行,有时是出于工作需要，有时则仅仅是为了娱乐。我还会与住院医师、朋友和同事一起打壁球，不过,由于锂盐严重影响了我的协调性,所以运动的乐趣只能浅尝辄止。这一点不仅表现在壁球上，更体现在骑马上。自从我多次在跳跃中落马之后，我好多年不再骑马。现在，回首往事，我觉得事情也许并不是那么糟。但事实上，每当我不得不放弃一项运动时，我放弃的不仅是这项运动所带来的乐趣，还有自己熟悉的、作为运动员存在的那部分自我。躁郁症迫使一个人去面对许多日渐衰老的层面，既包括生理也包括心理，而这使人未老先衰。

生活继续以快速的步调行进，我则以疯狂的速度，横冲直撞地争取终身教职和同事的认可。当我躁狂时，这种步伐显得太过缓慢；当我正常时，疯狂的速度则显得还不错；而当我抑郁时，这种步调对我来说简直遥不可及。除了我的精神科医生之外，没有一个人可以让我倾吐自己遇到的困难。也许有人可以，但是我从来没有真正去尝试。因为在成人精神病房，女医生如凤毛麟角，我们院系仅有的几名女性都集中在儿童精神病学方面。她们无法为我提供任何保护来帮助我抵抗内心阴暗处的讨厌鬼，她们自己需要对付的讨厌鬼就够多的了。尽管大多数男性都很公平、公正，其中有些人甚至格外支持我。但是，仍然有一些男性对女性持有极荒谬的观念，如果不是亲身经历，我简直难以相信。

牡蛎先生

牡蛎先生就是这样一个能让人经历上述体验的人。牡蛎先生的雅号来自他的圆滑本质。他是一名资深教授，总是非常傲慢，自视甚高。但是其智力和情感水平只能达到小型软体动物的进化程度。对于女性，他考虑的永远只是胸部，而非头脑。而大多数女性两者兼备，这种情形总是让他感到恼怒。他认为凡是进入医学学术界的女性都存在根本上的缺陷。而由于我特别反对差别待遇，所以会格外令他气恼。我们在“任用与晋升委员会”共事，我是唯一一名女性成员。每当他偶尔出现在会议上时（牡蛎先生向来以出现在医院最少却赚钱最多而臭名昭彰），我就会尽可能坐在他的正对面，然后乐此不疲地观察他那一副想保持彬彬有礼却不成功的窘态。

我常常能感觉到他认为我多少带有些怪胎的成分，但由于我还不是非常可怕、吓人，所以一桩好的婚姻也许还可以拯救我。而我，则会虚伪地称赞他，说是因为他的努力，才让更多的女学生进入我们的学院。他极度没脑子、欠缺智慧，而他也从未尝试对此做出弥补。所以，听到我的恭维，他会充满怀疑地看着我，然后报以迷惑而又烦恼的微笑。如果不是他院系大权在握，他的可笑本可以更讨人喜欢些。而且，他总会通过各种方式明确地表达自己对女性的态度：他语带双关的色情意味十分不堪，而他对我或其他女医生的傲慢态度更是令人怒火中烧。

在很多方面，他简直就是一幅自我嘲讽的漫画。很明显，在他手下工作的女性就像是在百米冲刺大赛中比别人晚十几秒起跑。幸运的是，终身教职的评审过程中充满了各种制约和平衡；至少在我所熟悉的两所最好的大学——加州大学和约翰·霍普金斯大学中，整个操作系统非常公平、公正。像牡蛎先生这样的角色要获得终身教职，也绝非易事。

加入纯男性俱乐部

最终，像老鼠一样在晋升的迷宫中来回穿行后，我终于收到了来自委员会的信函，通知我成功地晋级到迷宫的第二层——如地狱火海般的副教授职位。为此我庆祝了好几周。在一个美丽的夜晚，我的一位好朋友为我举办了一场迷人的宴会，来宾足有 30 余人。她的花园露台上摆满了鲜花和蜡烛，简直美不胜收。我的家人则提供了香槟，以及作为贺礼的巴拉卡水晶杯，我度过了一个美好的夜晚。我的亲人和朋友都清楚地知道，这场庆功宴不仅仅意味着我完成了一场重要的学术仪式，更代表了我多年以来与严重精神疾病所作的顽强斗争。

但是，直到我的一位同事，一位纯男性的“波希米亚俱乐部”的成员，拿了一些俱乐部的酒到我家时，我才真正理解了终身教职的深刻含义。“恭喜你，教授，”他边说边将酒瓶递给我，“欢迎加入纯男性俱乐部。”

AN UNQUIET MIND

第三部分

以爱为药

爱情与爱人之死

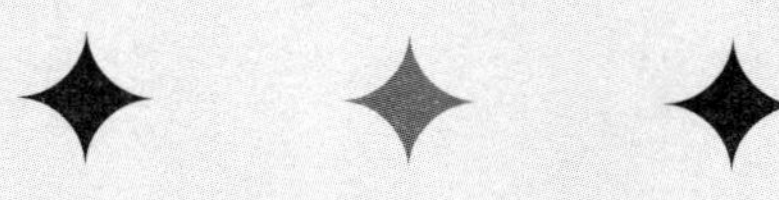

AN UNQUIET MIND

A MEMOIR OF MOODS AND MADNESS

军官与绅士 07

大卫一回来就宣布，有两名患躁郁症的英国陆军高级军官邀请我们共进晚餐。我们与这两位军官及其夫人共度的两个夜晚都令人难以忘怀。自从认识大卫之后，我感受到的世界再也不曾百无聊赖。

有一段时间，我曾真诚地相信，人一生中遭遇到的痛苦是有一定限度的。由于躁郁症带给我如此多的痛苦和不确定性，我认为生活一定会通过其他方式补偿我。然而，就像我也相信自己能飞跃星际，在土星的光环上滑行一样，也许我的判断中还欠缺什么东西。罗伯特·洛威尔，这个时常疯疯癫癫却很少犯傻的男人，一下子就击中了幸福的要害：如果我们在隧道尽头看到了灯光，那一定是一辆迎面开来的火车。

有一阵子，在锂盐、时间和一位高大英俊的英国绅士的爱情的共同作用下，我以为自己看到了隧道尽头的亮光，尽管有些捉摸不定，我还是感到自己仿佛回到了那个温暖而又安全的世界。我开始了解到心灵所具有的神奇的治愈能力，只要有些许机会它就能发挥作用。我也了解到，耐心和温柔是如何将支离破碎的世界重新拼凑完整的。那个被上帝摧毁得七零八落的世界，因为一种盐类元素、一位一流的精神分析师以及一位男士的爱意，几乎恢复如初。

英国情人

在成为加州大学洛杉矶分校教员的第一年，我就遇到了大卫。那是在 1975 年，我陷入严重躁狂后的第 6 个月。那个时候，我的大脑已经逐渐演变成一种相当易碎，但和过去隐约保持一致的存在形式。我的灵魂如履薄冰，情感精疲力竭。我的真实生活大部分处在巨大的内心阴影的夹缝中，但外在的行为表象，在我所谓的正常同事之间，还算处于保守的范围内，所以至少从专业角度来看，表面上一切正常。

在这个特别的日子里，我带着惯有的怨气打开了住院病房的大门。我恼怒的原因不是病人，而是那天的日程里安排了员工会议。这意味着护士们会将把她们积累已久的怒火发泄到精神科住院医师身上，而后者则凭借自身的绝对权威和更高的学历，对此麻木不仁。病房主任起不到任何作用，只能任凭愤恨、嫉妒和敌意完全占领整个会议，令人绝望。在这个特殊的病房，对病人的护理不得不退居次席，让位于工作人员的神经质、内部争斗以及自我沉溺。拖到实在不能再拖的时候，我才慢慢地步入会议室，找了一把远离炮火轰击范围的椅子，坐下来静观这场不可避免的不愉快事件将如何发生。

令我感到惊讶的是，与病房精神科医生一同走进来的，是一位非常高大英俊的男士，他望着我，露出了迷人的微笑。事后我才知道，他是一名访问教授，也是一位来自英国皇家陆军医疗队的精神科医生。我们几乎一见面就喜欢上了对方。那天下午，我们一起在医院的咖啡厅喝了一杯咖啡。我发现自己竟然用一种长久没有出现过的开放态度来面对他。他言语温柔、安静且善于思考，从不会过于急迫地触碰我仍旧伤痕累累的灵魂。

我们都热爱音乐和诗歌，都有军队背景。而且，由于我曾经在英格兰和苏格兰留学，所以对那儿的城市、医院和乡村，我们也有着共同的体验。他对于英国和美国在精神病学实践上存在的差异十分感兴趣，我便叫他为我一位最棘手的病人做咨询工作。

这个患有精神分裂症的女孩坚信自己是一个女巫。他很快翻阅完有关这个女孩的医学和心理学病案，这些文字记录全都来自她那充满戒备、易于受惊的心灵。他在保持医学专业性的同时，对她表现出超乎寻常的仁慈。就像我后来所感觉到的一样，女孩凭借直觉就可以完全信任他。他的态度既温暖热情又实事求是，我喜欢观察他用温和的措辞重述问题，以此赢得这位女病人的信任，并深入到她偏执的心灵深处。

英国绅士大卫待在加州大学洛杉矶分校的那几个月当中，我们经常在一起吃午餐，地点通常选在大学的植物园里。他不断邀请我共进晚餐，而我则不断告诉他不行，因为我仍处于婚姻关系中，并且我和丈夫初次分居后，又再次生活在一起。大卫返回伦敦后，我们经常通信，但我的主要精力用于教学、主持门诊工作、争取终身教职以及处理婚姻问题。另一次躁狂发作的侵袭也不期而至，就像夜晚永远跟随在白昼之后一样，紧随而来的是一段漫长的、令人完全无法动弹的抑郁期。

我和丈夫仍然保持着亲密的朋友关系，并且经常看望对方，但是，我们最终还是达成一致，认为婚姻已经无法修补。在我第一次躁狂发作并冲动地离开他之后，我就认为我们之间已经不存在任何机会了，但我们仍然努力尝试。我们谈了很多，在多次进餐和饮酒时讨论各自的错误和继续下去的可能。虽然充满了良好的意愿和真切的关怀，可是由于我发病后的种种所作所为，我们的婚姻再也无法挽回。在此期间，我写信告诉大卫，我再一次也是最后一次与我的丈夫分手了。

生活仍在继续，交织着临床会议、撰写论文、接待病人，以及指导住院医师、实习医生和研究生的工作。我生活在恐惧之中，生怕别人会发现我病得多么严重，我有多么脆弱。但是，奇怪或者说幸运的是，敏锐的洞察力极少为学院派精神科医生所有。

浪漫之旅

之后，就在大卫离开加州大学洛杉矶分校 18 个月后的某一天，我回到办公室，发现大卫坐在我的椅子上，玩着一支铅笔，嘴角露出灿烂的笑容。他边笑边对我说：“你现在肯定愿意与我共进晚餐了吧？我等了这么久，而且走了这么远的路。”当然，我答应了。在他返回伦敦之前，我们一起在洛杉矶度过了几天美妙的时光。他问我是否愿意和他一起在英国待上几周。尽管我当时仍处在长期自杀性抑郁的恢复阶段，思维仍然处于停顿状态，感受到的是一片令人难以忍受的灰暗，但我相信，与他在一起，情况将有所好转。

事实确实如此，而且好到无法想象。在暮春的傍晚，我们一起沿着圣詹姆斯公园长时间漫步；在他所在的俱乐部一边共进晚餐，一边俯瞰泰晤士河；我们还一起在海德公园野餐，而他的公寓就隔着一条街。渐渐地，那种疲惫不堪、警戒和丧失信仰的感觉消散了，我开始再次享受音乐和绘画，再次欢笑，再次创作诗歌。长夜和清晨的巨大激情让我又一次开始相信，或者说回忆起，生命的感受对于爱是多么重要，爱对于生命的感受又是何其重大。

由于大卫白天需要在医院工作，所以我重新融入自己曾如此热爱的伦敦生活。我在公园长时间散步，多次参观泰特美术馆，在维多利亚和艾伯特广场周围流连，漫步在自然历史科学博物馆。我接受大卫的建议，从西敏寺码头乘船到格林威治，再乘船折回。还有一次，我搭火车前往坎特伯雷，这个地方我已经多年不曾到访，但却从来不曾忘记。虽然以前都是用躁狂的目光来看待它，我却一直对这个地方有着萦绕不去的神秘回忆：幽深富丽的彩色玻璃、冷峻的声音、贝克特[①]谋杀案场所的朴素阴郁，以及大教堂地板上强烈而又转瞬即逝的光影图案。这一次，我跪下却没有狂喜，祈祷但心中没有信仰，我感觉自己就像一个到访的陌生人。唯一和原来一样的感受，就是坎特伯雷带给我的那种静谧与温柔。

就在这种毫无信仰的跪拜过程中，我忽然记起，自己从昨晚起就忘记了服用锂盐。我忙取出自己的药品包，打开瓶盖，瞬间所有的药片滚落在大教堂的地板上。地板很脏，周围人又很多，我感到十分窘迫，根本无法弯腰捡起药片。不过，这可绝不仅是窘迫，而更像一种报应：这意味着我必须让大卫为我开一张处方，也就是说，我不得不告诉他

① 贝克特（S. T. Becket，1118—1170），英格兰亨利二世的大臣，后担任坎特伯雷大主教，因反对亨利二世控制教会事务而遭杀害。——译者注

我的病情。带着满心苦楚，我不禁联想到，上帝每次打开一扇门的同时，总会关上另一扇窗。然而，我绝不能脱离药物。上一次我一停药，几乎立刻就陷入躁狂的魔爪，我可不想像上次那样再熬一年。

坦白

那天晚上，在我们睡觉之前，我把自己患有躁郁症的事情告诉了大卫。我十分担心他对此的反应，并且懊悔自己为什么不早点告诉他这一切。他沉默了很长一段时间。我看得出，他正从个人和医学这两个角度，仔细思索我说的话究竟意味着什么。他是爱我的，对此我毫不怀疑，但是，他也像我一样，完全清楚这种疾病的发病过程是多么不确定。他是一名军官，出生于极端保守的家庭，疯狂地想要孩子。可是躁郁症是具有遗传性的。这是一种大家闭口不谈的疾病，它是不可预测的，甚至可能危及生命。我真希望自己从来没有告诉过他，希望自己是正常的，希望自己可以在除了此地之外的任何地方。我觉得自己就像一个白痴，奢望别人能够接受自己刚才所说的内容。我等待着一个婉转而又礼貌的告别，毕竟我们还没有结婚，甚至还没有太多时间来正式交往。

终于，漫长的等待结束了。大卫转向我，用他的臂膀抱住我，柔声说："真倒霉啊。"我立即放松了下来，并为他话中所透露出的真实所震撼。确实很倒霉。终于有人能够理解这一点了。除了感到轻松宽心之外，我头脑中残存的幽默细胞还产生了另一种截然不同的想法：大卫的措辞很像是剧作家沃德霍斯（P. G. Wodehouse）小说中的对白。我立即把这个念头告诉他，提醒他沃德霍斯描写的那个角色一定会这样抱怨：“没错，他并非不满，但也不是非常满意。”我们为此笑了很久，气氛虽然仍有些紧张，但令人难受的坚冰已经被破除。

大卫给予我的慈爱和包容不可能再多了，他一个接一个地问我问题：我曾经历过哪些状况？什么是最糟糕的？什么最令我感到害怕？当我生病的时候，他可以做些什么来帮助我？不知怎么的，这次谈话之后，一切对我来说似乎都变得更加轻松和容易了。我第一次感觉到，自己不是独自面对和处理所有的痛苦与不确定；我也清楚地知道，他是真诚地想了解我的病情并照顾我。

从那晚起，他就开始行动。我曾向他解释说，由于锂盐在我身上产生了极为罕见的不良反应，我的视力和注意力都受到了很大影响，根本无法一次阅读两页纸以上的文字。因此，他开始为我朗读侦探小说家维基·柯林斯（Wilkie Collins）和小说家托马斯·哈代的作品。他一边用手臂拥抱着我，一边不时轻抚我的头发，就好像我是个孩子。时间点滴过去，凭借他无限的耐心、机智、温柔以及对我和我基本健康状况的强大信心，我终于击退了对不可预期的情绪和暴力的恐惧，这种恐惧曾如梦魇般苦苦困扰着我。

大卫一定清楚地知道，我对重返正常状态充满了绝望，所以他才会一步步地通过自己的方式令我感到安心。第二天晚上，他一回到家就向我宣布，有两名英国陆军高级军官邀请我们共进晚餐，这两人都是躁郁症患者。我们与这两位军官及其夫人共度的两个夜晚都令人难以忘怀。其中一位军官是名将军，他优雅、有魅力，而且非常聪明、神志清醒。虽然有时他的眼神中会流露出躁动不安，言谈中也略带悲伤（这种悲伤会被他语气中的讥讽色彩冲淡），但除此之外，他就和我们在伦敦或者牛津晚宴上遇到的典型绅士没有任何不同：生气勃勃、信心满满，带给人无限欢乐。另一位军官同样非常出色，热情、聪明，并且就像将军一样，拥有非常纯正的上流社会口音。他的眼睛里同样偶尔会闪现出悲伤的神情，但仍不失为一个优秀的同伴，并且多年以来始终是我最亲密的朋友。

两次晚餐过程中，我们都闭口不谈躁郁症，但事实上，正是这两个夜晚的“正常状态”令我如此心安，也对我极其重要。将我介绍给这两位如此“正常”且来自我从小就熟悉的世界的人，不过是大卫凭借直觉做出的众多仁慈行为之一。英国作家罗伯特·史蒂文森（Robert Louis Stevenson）曾经这样写道：“正是因为人类仁爱的历史，才使得整个世界能够为我们所忍受。否则，没有仁慈的言语、仁慈的注释、仁慈的书信……我会认为我们的生命不过是个百无聊赖的笑话。”自从认识大卫之后，我感受到的世界再也不曾百无聊赖。

离开伦敦的时候，我带着深深的忧虑。不过，大卫经常给我写信，与我通电话。深秋时节，我们一同在华盛顿度过，我终于再次体会到自我的存在，并得以再次享受丧失多年的生活乐趣。这段 11 月的时光成为我头脑中一段温柔而又浪漫的回忆，我们在寒冷天气中长久漫步，探访古老的房屋、更为古老的教堂、薄雪覆盖下的 18 世纪的安纳波利斯花园，以及蜿蜒流经奇沙比克湾的结冰河流。在傍晚，雪利酒和晚餐时包罗万象的交谈填满了所有的时光。夜晚的我，则充分享用性爱的欢愉和久违的不被打扰的安睡。

永失我爱

大卫重返伦敦后，我也回到了洛杉矶。我们常常互通信件和电话，彼此思念对方，同时也投入各自的生活和工作当中。五月的时候，我抵达英国，和他一起在伦敦、多赛特和德文郡度过了两周温暖的初夏时光。一个周日的早晨，做完礼拜后的我们爬上了山顶，去倾听教堂的钟声。这时，我注意到大卫忽然停住，站着不动，而且呼吸沉重。他开玩笑说这是晚上做了太多剧烈运动的缘故。我们都笑了，事情也就此不了了之。

之后，大卫被派遣到了位于中国香港的英国陆军医院，他为我做好了前去那里看望他的安排。在信中，他事无巨细地告诉我，他为我们安排了哪些晚间活动、他希望我见到的人，以及在附近小岛共享野餐的计划。我简直迫不及待地想要见到他。然而，就在我们相聚之前的某个晚上，我正在家中撰写教科书当中的一章，忽然门外响起了敲门声。这个时间有人敲门让人感到很奇怪，我猜不出可能是谁，而更奇怪的是，我忽然想起母亲说过，飞行员的妻子最怕军中牧师来敲门。我打开门，一位邮差送上了大卫的长官写来的一封信，信上说，大卫在加德满都执行一项一般性医疗任务时，由于严重的心脏病突发去世了。那年他 44 岁，我 32 岁。

当时的我几乎没有任何悲伤，我只记得自己坐了下来，继续我的工作。过了一会儿，我给母亲打了电话，我还同大卫的父母和长官通了电话。即便在我们讨论葬礼的计划安排时（由于陆军需要在大卫的遗体被运送回英国之前验尸，所以葬礼需要延迟好几天），大卫的死对我来说仍然毫不真实。

我在极度震惊的情况下，完成了一系列行动：我订了机票；在第二天早上上了一节课；召开了诊所的员工会议；换发了护照；收拾好我的衣物，并仔细收集大卫写给我的所有信件。一登上飞机，我就立刻将这些信按照书写的日期排好了顺序，并且决心在抵达伦敦之前，绝不去看它们。第二天，在海德公园，我终于坐下来阅读，却发现自己只读到第一封信的第一段，就无法控制地抽泣落泪，再也没办法继续看下去。从那天起，我再也不能打开或者重读他写给我的任何一封信。

葬礼

我到哈罗德百货商店买了一顶参加葬礼用的黑色礼帽，然后与大卫的长官一起在他们的俱乐部共进午餐。从工作职位上看，他是英国陆军的一名精神科主治医师，而从性格来说，他是一个和蔼、坦率、善解人意的好人。他已经习惯与那些丈夫意外死亡的女人打交道，知道她们会不顾一切地否定现实，所以也非常清楚地看到，我根本还没有开始接受大卫去世这个事实。

他和我就大卫谈了很久，说了很多他与大卫交往和共事多年的经历，告诉我大卫是一个多么了不起的医生和朋友。他还说，他认为读上一段尸检报告“虽然会非常令人难过，但是会很有帮助”。从表面上来看，这是为了让我明白，没有任何治疗或者医学干预手段可以挽救大卫的心脏病，但实际上，他很清楚地知道，冷血的医学语言足以震醒我，让我开始去面对整件事情的终极含义。这么做确实很有帮助，但真正使我重返现实的并非那些可怕的医学细节，而是准将的这句话："一名年轻的军官将护送罗瑞上校的遗体，乘坐英国皇家空军军机，由中国香港至布里兹·诺顿空军基地。"大卫不再是罗瑞上校，也不再是罗瑞医生，而是一具尸体。

英国陆军对我表现出超乎寻常的关切。照理说，军队应该习惯于死亡，特别是猝死，但是他们从这一传统中找到了治愈心灵的方法。军方举办的葬礼完全按照他们的方式来进行，其间充满了安慰、庄严、神圣和可怕的终结意味。大卫的朋友和同事们都很坦率、机智、实事求是并充满同情心。他们一方面清楚地表示希望我能够节哀顺变，另一方面却尽可能地让这个可怕的情境更易于接受。他们从来不让我落单，但也绝不会在我身旁逗留；他们会不断为我斟上雪利酒和苏格兰威士忌，还为我提供法律顾问。他们经常坦诚而又幽默地谈到大卫，使我根本无法否认现实。

在葬礼过程中，准将坚持要我与大家一起合唱赞美诗，并且在特别令人难过的时刻用手臂抱住我。当悼文中提到军官和绅士时，我小声告诉他，自己真希望跳出来大声说：大卫在床上也一样勇猛。他听后忍不住笑了起来。看到大卫一米九的身躯缩成一小盒骨灰的荒谬情境，我觉得无法忍受，极力想要远离他的墓穴。尽管如此，准将仍将我推向前去看，要我接受事实，并相信只能如此。

思念如流水

在英国，余下的时间我都与朋友一起度过。我开始渐渐了解，自己所期待的未来，以及一直以来所依赖的爱和支持，现在都已消失得无影无踪。大卫的死让我想到无数的事，还有许许多多的悔恨——丧失的机会、无益且损伤感情的争吵，但真实的情况已经不容改变。很多的美梦已经化作泡影，例如我们要生一屋子孩子的计划。似乎每件事都已成空，但幸运的是，悲伤和抑郁截然不同。悲伤虽然意味着伤心、可怕，但并没有失去希望。大卫的死并没有将我推入无法忍受的黑暗，我也从未因此产生过自杀的念头。朋友、家人甚至陌生人带给我的巨大关怀和仁慈，也确实带给我很大的安慰。

记得我离开英国重返美国的那一天，一位英国航空公司票务柜台的服务人员问我，此行的目的是公务还是休假。近两周以来一直克制得无懈可击的情绪刹那间土崩瓦解，我泪流满面地告诉他我此行的目的。这位服务人员立即升级了我的座位，使我尽可能不受他人的打扰。他一定也通知了空乘人员，因为他们都非常亲切、周到，让我可以沉浸在自己的思绪中。从那一天起，只要有可能，我都会选择英国航空公司的客机，而每一次，我也会提醒自己，小小的善行会产生怎样的重要意义。

回到学校后，铺天盖地的工作反而对我起到了很大的帮助。而在我奔赴英国期间，有几封大卫发来的信令我不知所措。接下来的几天，我又收到了两封延迟派送的大卫的信件。在这之后，来信就可怕但又不可避免地完全终止了。随着时间推移，大卫去世所带来的震惊渐渐消退了，但我对他的思念却一刻也没有停止过。在他离世几年之后，我受邀谈及此事。我便以一首埃德娜·米莱创作的诗歌，作为对此的终结：

> 时间根本无法缓解，
> 你们告诉我，时间会抚平我的伤痛，其实却是一派谎言！
> 对他的思念流淌在细雨的呜咽中；
> 对他的向往徘徊在潮汐的涨落中；
> 所有的山巅积雪消融，往年的落叶烟消云散，
> 但去年的痛苦爱情却仍在继续，堆积心头，让我的故思无可安放。
> 上百个地点让我不敢逗留，因为都寄放着对他的回忆，
> 只有当我踏入某些他从未涉足或展颜的静谧之地时，心情才会暂时平静。
> 我说道："这里没有他的一丝回忆。"
> 然后独一人憔悴，思念如流水。

时间最终确实带来了解脱，但是时间本身也需要时间来完成。这个过程充满了辛酸与悲凉。

AN UNQUIET MIND

A MEMOIR OF MOODS AND MADNESS

那天下雨了 08

他终于到来，风度翩翩，刚刚从一场正式的晚宴中归来，戴着黑领结，白色的丝绸领巾歪斜地围在脖子上，还有一瓶香槟躺在他的手里。

大卫之死累积的痛苦和不确定性，加上我自身的疾病，严重降低和限制了我对生活的期待。我沉湎在自己的世界中，并用尽各种方法封闭自己的内心，避免任何不必要的外界接触。我努力工作，主持诊所的工作、参与教学、投身研究并撰写书籍，它们虽然不能替代爱情，但是都很有趣，而且赋予了我支离破碎的生活某些意义。由于已经深刻了解到不持续服用锂盐所带来的灾难性后果，所以我一直按时服药。生活因此变得比我曾预想的更为稳定和可预期。我的情绪依旧强烈，性格也仍然很容易波动，但是我已经可以更为确定地制订计划，绝对的黑暗状态越来越少，而且不再趋向极端。

不过，毫无疑问，我内心的伤口并未彻底愈合。在做教员的 8 年时间里，尽管经历了持续数月反复发作的躁狂和抑郁症状、自杀未遂以及大卫的去世，我却从来没有放下过手头的工作去度个长假，或者离开洛杉矶，去疗愈内心刻骨铭心的伤痕。所以这一次，我动用了教授可以享用的最高福利——整整一年的休假，前往英国。就像多年前的圣安德鲁斯之旅一样，这一年也成为一段温柔而又美妙的插曲。甜蜜的爱情、大量属于自己的时间，以及伦敦和牛津的美妙生活，共同给了我的思想和心灵一个难得的机会，让那些早已被撕裂的伤口慢慢愈合。

疗伤之旅

我之所以选择去英国，从学术上讲，是为了研究那些患有躁郁症的英国著名艺术家和作家，也为了与同事共同撰写有关躁郁症的教科书。这些工作可以被划分为两个部分。一部分在伦敦的圣乔治医院进行，另一部分则在牛津大学进行。这两个地方的研究工作虽然带来了不同的体验，但同样令人感到快慰。

圣乔治医院现在已经是一所大型的教学医院，位于伦敦最贫困的街区，充满了一所优秀的教学医院应该具备的活力。这所医院已经有250多年的历史，曾经出现过爱德华·詹纳和著名外科医生约翰·亨特[①]，以及其他许多在医学史上享有盛名的临床医生和科学家。这所医院还是小母牛“小花”的最后栖所，詹纳正是用它完成了他著名的天花疫苗试验。它那略显破旧的硕大牛皮就悬挂在医学院图书馆的玻璃下面。我第一眼看到它时，由于距离较远而且没有戴眼镜，还以为是一幅古怪但美丽的抽象画。当我发现它是一张牛皮，且不是来自普通的牛，而是医学史上一头极为著名的牛时，喜悦之情溢于言表。在“小花”旁边工作实在是一件幸福的事情，在它的陪伴下，我度过了许多

① 爱德华·詹纳（Edward Jenner，1749—1823），英国乡村医生，发明了牛痘接种法。约翰·亨特（John Hunter），英国医生，1977年成功实施了第一次人工授精技术。——译者注

欢乐的时光。工作，或者思考工作的时候，我常常会抬起头来，一次又一次地观望它那色彩斑斓、美丽炫目的皮毛。

在牛津的日子则完全不同。我当时是莫顿学院的一名高级研究员。这所学院是牛津最早的三所学院之一，创建于 13 世纪。同时期建造的还有学院内的教堂，里面有巧夺天工的彩色玻璃窗。学院内的图书馆建于一个世纪之后，是英国最好的医学图书馆，也是最早将书直立放在架子上，而非平放在箱子中的图书馆。这座图书馆较少收藏早期的印刷书籍，据说是因为这所学院相信印刷术不过是一阵短暂的时髦，永远无法取代手稿的作用。这种极端膨胀的自信完全不顾及现状和未来的发展趋势，而牛津大学至今仍受这种风气的影响。这究竟是让人恼火，还是令人发笑，全要看你当时的心情和所处环境了。

在莫顿，我拥有一间可爱的卧房，可以俯瞰整个运动场。我可以在绝对安静的环境中阅读（尽管十分困难）和写作，只有在学院服务员早晨送咖啡和下午送茶时才会被打断。我几乎每天都与一群高级研究员共进午餐，他们是一群十分有趣，偶尔有些古怪的资深讲师和教授，几乎来自牛津大学所有院系，其中有历史学家、数学家、哲学家和文学研究者。只要有机会，我总会和阿利斯特·哈代（Alister Hardy）爵士坐在一起。他是位海洋生物学家，同时也是一位迷人的绅士和讲故事的高手。我会花几个小时倾听他讲述早年去南极进行科学研究的经历，以及目前正在进行的对宗教经验的本质的研究。我们对于威廉·詹姆斯和狂喜体验的本质有着共同的强烈兴趣，而他更是可以游刃有余地在文学、生物学和神学等多个领域穿梭游走。

莫顿不仅是牛津大学中最古老和富裕的学院，同时也以拥有最精美的食物和美酒而闻名。正因为如此，我常常留在牛津大学吃晚餐。那些夜晚让人觉得仿佛回到了最古老的年代：晚餐时，一边与导师们交谈，一边畅饮雪利酒；排成一列走进古老而又美丽的晚餐大厅；饶有兴趣地看着那些身穿黑袍、高矮参差不齐的大学生在导师进来时起立致敬（这种敬重的态度颇具吸引力，看来屈膝礼也并非一无是处）。然后，导师和学生都会低头用拉丁语进行简短的祷告。等院长坐下后，便立即响起学生们拉椅子、大笑和隔着长桌叫喊的巨大嘈杂声。

在高处的餐桌上，谈话和热情都会相对收敛一些。席间总会进行典型的牛津式聊天，内容往往充满睿智、引人发笑，但偶尔也会紧张得让人喘不上气。珍馐和琼浆全都记载在以艺术字和纹饰装点的优雅菜单上。晚餐过后，我们鱼贯进入较小的餐厅，在更私人化的环境中，与院长和同事一起享用白兰地、波特酒、水果和裹着糖衣的生姜。

很难想象有人可以在这样的晚餐之后继续工作，但是，我所见到的在牛津任教的每一个人，似乎都写过 4 本以上艰涩冷僻的权威著作。他们一定拥有特殊的肝脏和头脑，不论是与生俱来还是后天培养出来的。但对我来说，喝下去的葡萄酒和波特酒总会让我醉眼蒙眬。当我拖着自己的身体，登上开往伦敦的最后一趟火车时，我总会凝望车窗外的夜色。这样，大概有一个小时左右的时间，我感觉自己仿佛身处别的世纪，快乐地迷失在不同的世界和时代中。

尽管我每周要去牛津好几次，但大部分时间还是在伦敦度过。徜徉在公园和博物馆为我带来了大量愉快的时间。漫长的周末，我则会与住在东萨塞克斯的朋友共同度过。我还会沿着沙丘漫步，俯瞰着脚下的英吉利海峡。在这段时间，我重新开始骑马。当我在寒冷而雾气笼罩的深秋跃马穿过海德公园时，生命活力的美好感觉再次涌现在心头。而当我策马在萨默塞特的郊外奔驰，经过山毛榉树林和农田的时候，这种感觉便会更加强烈。我已经忘记在微风、细雨和美景中敞开胸怀的感觉了，但我仍然可以感觉到，生命正慢慢地注入身心的细缝当中，之前我还以为自己的身心已经全部死亡或彻底休眠了。

故地重游

在英国的一年让我开始意识到，自己之前的生活不过是在勉强维持、避免痛苦，而不是积极地投入并探索人生。这次，我有机会摆脱疾病和死亡的回忆，躲开繁忙的生活与临床教学工作，和我在圣安德鲁斯读大学的时光截然不同。那时，我获得了久违的表面平静，能够有个疗伤和思考的地方，但重点是疗伤。这次则不同，在英国的这一年，虽然缺乏圣安德鲁斯所具有的凯尔特风情和奇幻特质，我想，这一点恐怕没有任何地方可以与圣安德鲁斯相比，但是，这次我找回了自己，找回了对生活的热切希望，还重拾了对爱情的信心。

我终于开始面对大卫的死亡。在一个寒冷但晴朗的日子，我前往了他位于多赛特的坟墓。墓园中的美丽景色令我大吃一惊。参加葬礼时，我对这一带并没有任何印象，更谈不上注意到它的宁静与美丽了。我想，死一般的寂静也具有某种程度的慰藉作用，只不过没有人愿意寻求这样的慰藉。我将一大束长茎紫罗兰放在他的墓前，坐下，用手轻轻抚摸墓碑上雕刻着的名字。

我回忆起我们在英国、华盛顿和洛杉矶共度的时光，那似乎已经是很久远的往事了，但我仍然能够看到他，高大英俊，站在山丘的顶端，抱着手臂向我微笑，就像我们过去在英国乡间散步时他的样子。我仍然能够感觉到他在我身旁，我们一起跪在圣保罗大教堂领圣餐的围栏前，充满特别的亲密感。我仍然能够清晰地感觉到他用手臂紧紧拥住我，将世界阻挡在安全港之外，带来安全与温暖。我多么希望他能够看到我现在一切都好，也希望能够回报他曾给予我的仁慈和信任。但是，坐在墓园中，我想到最多的却是大卫因为英年早逝而丧失的一切。就这样，我沉浸在自己的思维中足有一个多小时，然后才忽然意识到，这是我第一次思考大卫所丧失的东西，而不是我们共同失去的。

大卫对我的爱和接纳超乎寻常，他的坚定和仁慈支持着我，也拯救了我。但是，他最终还是离我而去了。正因为有了他，我的生命才得以继续，而现在，在他去世 4 年之后，我又找到了一种不同的爱情，对生活有了全新的理解。他是一位优雅、感性且充满魅力的英国人，我们在那一年之初相遇。由于个人和职业环境的原因，我们彼此都清楚，我们的爱情关系只能维持短短一年。即便如此，这段关系仍然开启了我封闭的生命，温暖了我冰冻的心灵，让我重新成功地找回爱情与欢笑。

一见钟情

在我早先一次访问英国期间，我们在伦敦的一次晚宴上初次相遇。毫无疑问，我们对彼此一见钟情，感觉十分美好。那晚，我们都没有注意到餐桌上的其他人。后来我们也一致同意，我们都从未被如此强烈、超乎理性的情感力量牵引。几个月后，我在伦敦休一年的长假时，他打电话邀请我共进晚餐。当时，我在南肯辛顿租了一间小屋，我们就在附近找了一家饭店。这次晚餐延续了我们初次见面时的感觉。他可以轻松了解我，这一点让我十分着迷，而他的强烈个性更是让我倾倒。在葡萄酒喝完之后，我们都清楚地知道自己已经无法回头。

我们离开饭店时，下起了大雨。他用胳膊搂住我，然后我们快步跑回住所。一到我家，他便紧紧抱住我，就这样持续了很久很久。我可以感觉并嗅到他外套上的雨水，感到他的臂膀环绕着我，并愉快地回忆起，这些气味、雨水、爱情和生命是多么美好。我已经很久没和男人在一起了，了解这一点后，他对我便格外温柔体贴，充满爱意。

我们尽可能多找机会见面。由于我们都会表现出强烈的感受和情绪，所以总是很容易带给对方慰藉。同样，在必要的时候，也会留给对方很大的空间。我们几乎无话不谈。他拥有惊人的直觉，聪慧、热情，偶尔深沉、忧伤。他对我的了解程度超过了其他任何人。他能轻而易举地看出我的情感状态或者情绪的复杂性，而他本人的特点更使得他可以理解并尊重非理性、狂野热情、矛盾、变化以及对立的情绪。我们对诗歌、音乐、传统和反传统都有相同的兴趣，而且也都一直了解，光明的背后总有黑暗，就像黑暗的背后也有光明一样。

二人世界

我们创造出一个属于自己的世界，里面充满了讨论、渴望和爱情。我们活在香槟、玫瑰、白雪和雨水中，活在彼此崭新生命中的一个热烈而又神秘的岛屿上。我毫不犹豫地告诉了他有关自己的一切。而他，就像大卫一样，对我的躁郁症给予了极大的理解。

我告诉他这件事之后，他的第一反应就是用手捧住我的脸，在我的脸颊两边各轻轻一吻，说："我简直想象不出来还能怎么爱你。"沉默了一会儿后，他又补充说："对此我并不感到十分惊讶，但它确实可以解释在你勇敢坚毅的性格中存在的某些脆弱成分。我很高兴你能告诉我这一切。"他说的是真心话，这绝不是为了尴尬而随口说说的，他之后的言行都进一步证明了他话中的真意。他完全可以理解、体谅和预见我的脆弱，与此同时也熟知并热爱我所表现出来的那种力量。这两者都被他印在心间。他一边保护我免受疾病所带来的痛苦和伤害，一边钟爱我对生命、爱情、工作和人们的那份热情。

我告诉他自己对服用锂盐心存顾虑，但是又不得不靠它来维系生命。我还告诉他自己与精神科医生讨论过，是否可以降低服用锂盐的剂量，希望以此来减轻某些病态的不良反应。我想尝试，但又害怕会再度引发躁狂。他则认为再没有比现在更安全、更受保护的时期了，他将自始至终在一旁保护我。

与我在洛杉矶的精神科医生以及伦敦的医生讨论之后，我非常缓慢地减少了锂盐的用量。效果非常惊人。就像是长期生活在半失明状态下，如今忽然拿掉了眼前的绷带一样。在减少药量的几天后，我在海德公园沿着蜿蜒的小路漫步，忽然意识到自己的脚步确实比以前轻快了，而周围的景象和声音，也像是被拿掉了层层阻隔的薄纱。鸭子的呱呱叫声听起来更加持续、清晰和强烈，人行道上的凸起看上去也更为引人注目了。我觉得自己更有能量和活力了。更重要的是，我又能不费吹灰之力地读书了。简而言之，这一切都是那么奇妙非凡。

那天晚上，我静静等待我那位情绪强烈的英国绅士出现。我一边刺绣，一边看着窗外雪花飘落，听着肖邦和英国古典音乐大师艾尔加（Elgar）的作品。忽然之间，我开始意识到音乐是多么清晰和深刻，而望着雪花等待他的到来又是多么美丽、忧伤。我体验到更多的美，也体验到更多的哀伤。他终于到来，风度翩翩，刚刚从一场正式的晚宴中归来，戴着黑领结，白色的丝绸领巾歪斜地围在脖子上，还有一瓶香槟躺在他的手里。我放着降B大调舒伯特第21号钢琴奏鸣曲，那优美激昂的旋律让我心神激荡、潸然泪下。我为所有丢失却不自知的强烈情感而哭泣，也为能够再次体验到它们喜极而泣。直到今天，当我听到这首乐曲，仍然会感受到那天晚上心头涌现的美丽的哀愁，以及神志清醒和感官蒙蔽之间的微妙平衡。

有一次，我们一起共度数日，完全没有与外界联络。他送给我一本爱情作品选集。他特别标出了其中的一篇短文，其内容不仅描绘出那几日美妙的时光，也是对整个一年的真实写照：

> 感谢你陪伴我度过这样一个美好的周末，
> 他们告诉我，那天下雨了。

AN UNQUIET MIND

A MEMOIR OF MOODS AND MADNESS

爱情注视下的疯狂 09

爱情的复杂程度远远超出了一个人的想象。然而，再多的爱也无法治疗疯狂，或者点亮一个人阴暗的情绪。疯狂却经常用它带来的不信任，极度悲观、不满、躁动的行为，特别是野蛮的情绪来扼杀爱情。

我害怕离开英国。自有记忆以来，我的情绪首次如此平稳，我的心灵重获新生。我未受药物影响的那部分大脑，也在牛津和圣乔治的启发、熏陶下处于最佳状态。我很难想象要放弃在伦敦的这种平和安逸的步调，更难以想象丧失每晚充盈的激情与亲密。英国使我停止了以往持续不断的思考——“万一”“为什么”以及“如果当时怎样”，它还以一种不同的方式平息了我与锂盐之间的殊死搏斗。这场搏斗本来就毫无意义，而且让我损失了大量的宝贵时间。在我能够重新体验到自我之后，我再也不愿失去一点一滴时间。生命是如此珍贵，不容蹉跎。

然而，这一年还是不可避免地过去了：英国冬日的雪花和热白兰地逐渐变成了初夏的细雨和白葡萄酒。玫瑰和马匹出现在海德公园，美丽而轻柔的苹果花绽放在圣詹姆斯公园树丛的黑枝丫上。在我离开之前，漫长、静止的夏日阳光为这些日子平添了一抹爱德华式的富丽色彩。我很难回想自己在洛杉矶的生活，更无法想象要重返那种混乱的日子：负责大型的大学诊所，里面塞满了病情严重的患者；教书；

接诊众多患者。我甚至开始怀疑，自己还能否记起进行精神病史检查的具体细节，更不要说教别人如何去做了。我不愿离开英国，更不愿回到洛杉矶，那个城市不仅意味着繁重的学术工作，也让我想起精神崩溃以及接踵而来的、冰冷疲惫的无力感。除此之外，还要假装自己一切正常，摆出讨人喜欢的样子，其实心中充满了恐惧。

然而，我的这一系列担忧大错特错了。在英国的这一年不仅帮助我休养，也具备治愈和恢复的功能。教学又再次充满了乐趣；指导实习医生和住院医师的临床工作又像以前一样令人感到愉快了；而接诊病人则给了我机会，去尝试将从自己经验中得到的东西付诸实践。精神上的耗竭让我付出了长期的惨痛代价，但奇怪的是，我只有在再次感觉良好、充满活力、情绪高涨时，才能真实地感受到代价之高昂。

工作的乐趣

我的工作进展相当顺利。我花费大量时间与他人合著了一本有关躁郁症的教科书。我很高兴自己又能轻松地阅读、分析和熟记医学文献。要知道，在不久之前，要理解这些文献对我来说还是一场艰苦的斗争。在我负责撰写的这部分内容中，我不仅融合了科学和临床医学，同时也加入了许多个人体验，结果令人很满意。我曾一度担心，这些个人体验会不适当地影响我的写作——不论是在内容还是在强调的重点上。不过，我的合著者对我患有躁郁症的事实知道得一清二楚，其他许多临床医生和科学家也会审校我们撰写的内容。

尽管这样，我仍然发现，自己常常会用自身经历的某个部分来强调某一特殊的现象或者临床实践。我撰写的大部分章节，包括自杀、服药的配合度、儿童及青少年期、心理治疗、临床描述、创造力、人格与人际关系、思维障碍、感知和认知等，都受到自我强烈信念的影响，我认为这些领域往往会受到人们忽视。而在其他一些章节中，像流行病学、酒精和药物滥用，以及对躁狂和抑郁状态的评估，则更为直接地检视了现有的精神病学文献。

在临床描述那一章中，我讨论了轻躁狂与躁狂、抑郁与躁郁混合状态的基本特点，以及在这些临床状态下潜在的躁郁特征。撰写的材料不仅来自德国精神病学家埃米尔·克雷佩林（Emil Kraepelin）教授的经典临床著作，以及众多临床研究者的大量数据资料，也来自很多躁郁症病人的作品。其中很多描述来自一些作家和艺术家，他们极为清晰和生动地刻画了自己的躁狂期、抑郁期和混合状态。其余的大部分内容则来自我的病人，或者从精神病学文献中摘录的片段。当然，在其中很少一部分例子中，我也采用了对自己个人经历的描述。这些文字都是我多年来出于教学目的整理的。所以，在临床研究、症状发生频率，以及欧洲和英国医学文献中经典的临床描述中间，穿插着躁郁症患者亲自书写的诗歌、小说和自传描述。

由于个人经历和临床经验，我发现自己常常会强调躁郁症的致命性、躁狂混合状态的恐怖焦虑，以及处理病人对锂盐等控制情绪的药物的抵触情绪的重要意义。要以更理智、更学术的方式进行写作，我必须摆脱自己的感受和过去。这不但令人耳目一新，也迫使我必须以更结构化、更客观的方式来看待自己所经受的混乱。这个领域的科学不仅令人兴奋,更为新的治疗方法提供了现实的可能性。尽管有的时候，看到那些强烈而复杂的情绪和行为竟然被浓缩成一个毫无生气的诊断名词，令人颇有些不安，但临床医学领域内快速发展的新方法和新发现十分引人入胜。

我发现，自己格外钟爱制作无数数据表格时的秩序感和执着感。将一个个数字、百分比填入摘要表格中；评论不同研究采用的各种方法，并试着总结大量文章和书籍，从中找出核心观点——这一切都带给我心安的感觉。就好像我在孩童时，一旦感到害怕或难过，就会问问题。尽可能找答案，然后再问更多的问题，以此来摆脱焦虑，并形成理解框架。

降低服用锂盐的剂量不仅使我再度清晰地进行思考，也让生动而强烈的个人体验回归了我的生活。这些元素曾经构成了我真正性格的核心，失去它们让我不知该如何面对这个世界。高剂量的锂盐使我的情绪和性格受到了严酷的限制，这反而让我无法应对压力。而低剂量的锂盐，就像加州为预防地震灾害而制定的建筑物法规，让我的思维和情绪都可以有些许的起伏波动，这反而让它们更加稳定。随着不断环顾周围的世界，我开始渐渐地意识到，这种平静和可预期性是大多数人所拥有，并且在他们一生中都被看作理所当然的东西。

另一个世界

念本科的时候，我曾经教导过一位盲人学生学习统计学。每周一次，他在导盲犬的引领下，来到我位于心理学大楼地下室的小办公室。

与他一起工作的经历给我留下了深刻的印象。一些对我来说轻而易举的事情，他做起来却比登天还难，我也看到他与导盲犬之间极为亲密的关系。这条狗一陪主人进入办公室，就会立即蜷缩在他的脚边睡觉。随着教学工作的进行，我渐渐可以自如地问他一些问题，例如：失明究竟是什么感觉？身为一名年轻的加州大学盲人学生是什么感觉？在生活和学习上不得不依赖他人又是什么感觉？几个月之后，我已经开始对他的生活状态有所了解，尽管只是很少的一部分。某一天，他忽然问我，愿不愿意在大学图书馆里的盲人阅览室为他进行辅导，而不是在我的办公室。

我花了些工夫才找到那间阅览室。刚一进去，我就呆住了，恐怖地意识到整间屋子处于完全的黑暗之中。到处是死一般的寂静，没有一点灯光，六七个学生或是弯腰伏在书本上，或是专注地倾听着他们录下来的教授讲座的磁带。这个奇怪的场景让我的脊背冷汗直流。我的学生听到我来了，连忙站起身来，走向电灯开关，为我打开灯。那个时刻是如此宁静和清晰，我此时才意识到，自己根本什么也不了解，我完全没有理解另一个人的世界。只有当我逐渐进入一个情绪更为稳定、生活也可预期的世界之后，我才开始意识到，我对这个世界所知甚少，也完全不清楚在里面生活究竟会是什么样子。在许多方面，我都只是这个正常世界中的一个陌生人而已。

这是一种令人冷静的想法，而且有利有弊。我的情绪仍然会不时激烈地变幻，使我有时沉浸在心灵处于边缘的美妙感觉中。白色躁狂充满强烈激昂的精力、绝对确定的目标以及源源不绝的想法，在这种情况下，长期坚持服用锂盐就变得难上加难了。当黑色疲惫不可避免地随之而来，我又会低头承认，自己患有一种可怕的疾病，它会破坏所有的快乐、希望和能力。

我开始渴求大部分同事所享有的日常规律，也开始体会到让自己的思维浮出水面是多么劳神费力。的确，在我情绪高涨的几周里，我可以完成很多工作；但是，新提出的项目和许诺总是要在灰暗的时期完成。我似乎一直在追赶自己思想的尾巴，在新的情绪和体验之间不断康复和沉沦。新事物开始丧失新鲜和光彩，而仅仅积累经验也不再具有任何意义，远不及我期待探索这些体验所能达到的深度。

我情绪中的极端成分已经不像过去那么明显，但是，一种轻微的、间歇发作的不稳定，已经成为我生活中的一部分。多年之后，我终于确信，对我来说，某种程度的心理平稳不仅是需要的，而且是绝对必需的。然而，在内心深处的某个地方，我仍然相信，只有狂乱的激情才能催生出强烈而又持久的爱情。这一念头让我总会去选择性格气质与我极为相似的男人。直到很久之后我才明白，混乱和强烈并不是维系爱情的必要支柱，它们也不一定可以改善现实生活。正常的人并不总是那么乏味无聊，可能恰恰相反。尽管变化和激情通常更加浪漫和刺激，但是从本质上来看，却并不利于我们对他人产生更稳定的体验和感觉。

当然，一个人在面对友谊和家庭的时候，往往会凭直觉产生某些信念。但是，当你陷入一段感情，能够反映、加强和保持自己反复无常的情绪和性格气质时，这些信念也就不那么重要了。我已经与第二任丈夫共同生活了 20 余年，我从他那里愉快而又痛苦地明白了这种爱的可能性，以及它的稳定与成长的可能性。

再见了，加州

我第一次见到理查德是在华盛顿的一个圣诞舞会上，他与我预想中的完全不同。我以前就曾经听说过他。他是一位著名的精神分裂症专家、美国国家精神卫生研究所的神经精神病学主任，同时也是超过 700 篇科学论文和一些书籍的作者。但是我完全没想到，与我在一棵巨大的圣诞树下交谈的他，会是一个英俊、谦虚、具有沉稳魅力的男人。他不仅非常具有吸引力，而且很随和。于是在那两个月，我们常常见面。

在我们相遇后不到一年，我就到伦敦去度另一个长达 6 个月的假期，然后返回洛杉矶完成休假后的工作，并计划搬去华盛顿。我们的整个交往过程虽然短暂，但令人安心。我如此喜欢与他在一起，并且发现他不仅异常聪明，而且充满想象力，具有强烈的好奇心、开放的思想，同时也很容易相处。在我们刚刚开始交往的阶段，我就已经无法想象没有他生活该怎样继续下去。我辞去了医学院的教授职务，带着由衷的遗憾离开了加州大学这所我热爱的学校，并且为自己放弃了一个稳定的经济收入来源而倍感焦虑。然后，我开始参加一长串同事、朋友和学生举办的告别宴会。

不过从整体上看，我对洛杉矶却并没有太多的留恋。对我来说，它从来就不是什么天使之城，离开它让我感到无比快乐。我飞在它数千英里之上，然后落在几千英里之外。这个城市充满了濒临死亡、粉碎单纯的信念以及心灵不断迷失受伤的痛苦回忆。笼统地看，在加州的生活也许还不错，甚至可以说非常好，但是，我一旦回到华盛顿去生活，就很难看到这一点了。这座永远充满希望、迷乱和无限复杂的土地，对我来说似乎也只是一个希望而已。

理查德和我搬进了一座位于乔治城的房子，并迅速证实了我们的直觉：我们之间存在着太多不同。他性格沉稳，我则情绪激烈；我反应灵敏，他却很少留意周围的事情；他不易动怒，我则正好相反；他对世界总是很温和，有时甚至根本不注意，我则对痛苦和快乐都很敏感。事实上，在大部分时间里和大部分做法上，他都是一个奉行中庸之道的男人，而我既容易伤害别人，也容易体验到伤害，也许还更容易去触碰并尝试治愈我们给彼此所造成的伤害。音乐会和歌剧是我生活中一个重要的组成部分，对他来说却意味着折磨。同样令他感到痛苦的，还有漫长而毫无边界的谈话和超过 3 天的休假。

我们几乎完全不匹配。我的内心充满了上千种的激情和黑暗抑郁，这让情绪总是平稳沉静的理查德感到很难应对，或者说，很难严肃地正视我那强烈而反复无常的情绪。他根本不知道该怎么对待我。如果我问他此刻在想些什么，那绝不会是有关死亡、人类状态、关系或者我们两个人的主题，而永远是科学问题，偶尔是关于某位病人的问题。他在进行科学和医学实践时表现出的浪漫和强烈激情，恰恰是我在追求生活中其他事情时的情感。

很明显，他根本不会在享用漫长的晚餐和美酒时，深情凝视我的眼睛；也不会在深夜一边畅饮咖啡和波特酒，一边与我讨论文学和音乐。事实上，他根本无法长久静坐，其兴趣范围更是小得可怜。他不怎么喝酒，也不碰咖啡，对人际关系的复杂性和艺术的确实性完全缺乏兴趣。他忍受不了诗歌，并由衷地诧异我怎么能够将一天中的大部分时间都用于毫无目的的闲逛，比如去动物园、参观美术馆、遛狗——一只可爱、个性独立、非常害羞的矮脚长耳猎犬，名字叫“南瓜”；或者与朋友一起共进午餐和晚餐。但是，在共处的几年时间里，我们却一次也没有怀疑过彼此的真情。

“爱”的药物

爱情，就像生命一样，其奇怪和复杂程度远远超出了一个人的想象。我们对医学、科学和精神病学的共同的学术兴趣都很强烈，而彼此本质上的差异正好让我们拥有了各自独立的空间，这对我们来说非常重要，而多年以来更将我们紧密地连接在一起。与理查德在一起的生活变成了我生命中一个安全的港湾：一个极为有趣的地方，充满了爱和温暖，并且永远向更广阔的海洋敞开怀抱。而就像所有的安全港一样，在保持魅力和安全的同时，它还总是让我不费吹灰之力地抵达。

我告诉理查德我患有躁郁症，是在我们刚刚认识后不久，他看上去非常吃惊。当时我们正坐在位于圣地亚哥的戴尔·科罗拉多饭店的大厅中，他慢慢地放下汉堡，直视着我的眼睛，相当冷静地说：“原来是这样。”他表现得格外亲切仁慈，就像大卫·罗瑞所做的那样，他也详细地问了我躁郁症发作时的情况和病情对我生活的影响。也许因为他们都是精神科医生，所以他也在医学层面上问了我一个又一个的问题，例如：当我躁狂的时候会出现哪些症状？我的抑郁症状有多严重？我是否曾经自杀过？我过去都服用过哪些药物？我现在在服用什么药物？有没有不良反应？他永远都是那么沉稳和令人安心，无论自己多么担心，都会仁慈而又机敏地将这些担忧放在内心深处。

但就像我早已知道的那样，抽象水平上的理解并不一定会转化为日常生活层面上的理解。我已经从根本上怀疑没得过这种病的人是否真的能够了解它。尽管我们是如此渴望、期待人们能够接纳和理解这种疾病，但这也许根本就不现实。要知道，这是一种很难让人产生同情心的疾病。一旦焦躁或阴郁的情绪转变为愤怒、暴力或精神病，理查德就会像其他大多数人一样，很难将之看作一种疾病，而是把它看作任性、愤怒、无理取闹或者令人厌烦的行为。我失去控制时所做出的举动，在他眼里却是刻意和可怕的。我通常根本无法表达出自己的绝望和痛苦，事后更难从这些伤害性的行为和可怕的言语中恢复过来。这些可怕的黑色躁狂症状，连同它们焦虑、凶猛而野蛮的部分，对理查德来说是如此难以理解，而对我来说，则同样难以解释。

再多的爱也无法治疗疯狂，或者点亮一个人阴暗的情绪。爱，确实可以帮助我们，让痛苦变得可以忍受，但是通常，我们还是不得不依赖药物，无论这种药物能否发挥作用，也不论它所带来的不良反应能否忍受。从另一方面来说，疯狂确实可以，而且经常用它带来的不信任，极度悲观、不满、躁动的行为，特别是野蛮的情绪来扼杀爱情。

相反，以悲伤、嗜睡、动作迟缓和缺乏变化为主要特征的抑郁，则更容易被人们从直觉上理解，也更容易解决。安静的哀伤既不具有威胁性，也很容易被理解，愤怒、暴力以及令人恼火的绝望则正好相反。经过很长一段时间之后，经历和爱情教会我们很多应对躁郁症的方法。有时候，我会笑着对他说，他的冷静和沉着抵得上一天300毫克的锂盐剂量。这很可能是真的。

偶尔，当我处于恐怖而又具有破坏性的情绪剧变中时，我会感到理查德的安静沉稳就近在咫尺。这让我不禁想起拜伦描写彩虹的美妙诗句："宛如希望降临在垂死者的床前，彩虹落在狂野湍急的瀑布旁边；当万物横遭毁灭，狂急的流水卷走一切，彩虹却依然晴朗鲜艳如前。"

> 就像，在痛苦折磨当中，
> 爱情，注视着疯狂，容颜依旧。

即便爱情不能治愈疾病，它也一定是一剂强效的药物。就像英国诗人约翰·邓恩（John Donne）所写的那样，它也许不像人们曾经预想和期待的那样纯粹与抽象，但它确实很持久，也确实会慢慢成长。

第四部分

AN UNQUIET MIND

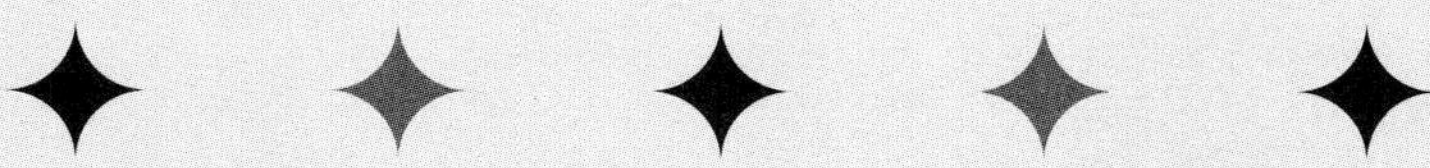

AN
UNQUIET
MIND

A MEMOIR OF MOODS AND MADNESS

谈及疯狂 10

在一个对精神疾病患者的感受和权利越来越敏感的社会，我们不再清楚，像“疯子”或“疯狂”这样的词汇究竟该怎么用。要知道，在错误的场合用错误的语气说出这些词汇，会让病人感到锥心般的痛苦。

在即将离开洛杉矶时，我收到了有生以来见过的最具谴责性，同时也最让人不愉快的一封信。它既不是来自我的同事，也不是来自我的病人，而是来自一位素未谋面的女士。她看到了一张我的演讲的宣传广告，为我将“疯狂”一词作为演讲的主题而愤怒异常。在她的信中，我不但感觉迟钝、粗鲁无礼，而且很明显，丝毫不了解患有躁郁症这样一种可怕的疾病究竟是怎样痛苦的感觉。我不过是一名踩着那些精神疾病患者的尸体，爬往更高学术等级的医生。这封信言辞之恶毒令我无比震惊，同时也让我大感厌恶。但也正是这封信，开启了我对有关“疯狂”的语言的长期而又艰深的思索。

疯人疯语

在用以讨论和描述精神疾病的语言中，客观描述、陈词滥调、精确的临床用语以及含有侮辱意味的词汇交织在一起，造成了传统词汇和短语的混乱、误解和淡化。在一个对精神疾病患者的感受和权利越来越敏感的社会，我们不再清楚，像“疯子”“疯狂”“发疯”“狂热”

或者“确诊的精神病患者”这样的词汇究竟该用在哪些地方。例如，富有表现力、机智幽默的语言，如“到松鼠城一游”（“松鼠”在美国俚语里就是疯子的意思），“缺少了苹果的野餐”（古怪、头脑不清），“发神经”或者“没了气泡”（英国潜水员形容“疯狂”的短语），是否应该让位于“准确”且“易于理解”的词汇，并就此被束之高阁。

我的一位朋友在一次急性躁狂发作后，准备出院回家时，被医院强制要求参加一次团体治疗。这次治疗的目的在于提升病人的自我意识，鼓励这些即将出院的病人不去使用，也不允许别人在他们在场时使用“疯子”“精神病”“神经病”“神经错乱”等词汇。院方认为，使用这些词语将使病人“长久地丧失自尊和自惭形秽”。我的朋友认为这一行为充满了恩赐的色彩，也非常荒谬可笑。

事实真的是这样吗？虽然可能有点过分热心，但这不失为一个值得称颂且带有专业性的建议。要知道，在错误的场合用错误的语气说出这些词汇，会让病人感到锥心般的痛苦，而病人对这种麻木不仁和偏见的记忆往往会持续很长时间。毫无疑问，不加审查和修正地滥用这些词汇，不仅会导致个人的痛苦，也会直接或间接地在工作、保险业和整个社会造成大范围的歧视。

但是，从另一个角度来看，如果认为已经存在几个世纪的、充满排斥意味的词汇就是影响公众态度的罪魁祸首，那么这种假设也是值得商榷的。它无疑会给我们造成一种假象，使我们认为眼前这种极为艰难的现状可以通过一个轻松简单的方法来解决。同时，它也忽略了这些词汇中蕴含的智慧和讽刺，以及这两个强有力的角色对形成自我概念和社会改变所具有的正面价值。很明显，我们需要自由、多样化、智慧且直接地使用语言，来形容异常的心理状态。同样显而易见的是，我们急需改变公众对心理疾病的认识。当然，这个议题需要视内容和重点而定。例如，科学就需要高度精确的语言。而大多情况下，公众的恐惧和误解、对科学的需求、通俗心理学的愚蠢以及心理健康倡导者的目标往往纠结在一起，造成极大的混乱。

双相情感障碍

体现这一点最好的一个例子，恐怕就是当前日益流行的术语“双相情感障碍”所造成的混乱。美国精神病学会发行了《精神疾病诊断与统计手册（第四版）》（*Diagnostic and Statistical Manual,* 简称 *DSM-IV*），在这份权威性的诊断系统指南当中，双相情感障碍有极重要的位置。尽管我一直将自己的疾病看作躁郁症，但是 *DSM-IV* 将其定义为“双相情感障碍 I 型，具有复发性，带有严重的精神病特征，在两次发病的期间则表现为完全康复”。在所有我“符合”的 *DSM-IV* 诊断标准当中，我最喜欢的一条就是“过度沉迷于享乐活动”。

很明显，作为一名临床医师和研究者，我深信，为了追求准确性和可靠性，科学和临床方面的研究必须建立在精确的语言和构成 *DSM-IV* 核心的明确诊断标准上。如果失去精准与客观，再优雅再富有表现力的语言也不会被病人或家属接受。然而，作为一个人，同时也是一个病人，我发现“双相”一词非常奇怪地令人不悦：它似乎模糊和缩小了自己所代表的疾病；而“躁郁症”这种描述则同时抓住了我所患的疾病的本质与严重性，而没有尝试去掩饰真实的状态。

很多临床医生和病人都感觉，“双相情感障碍”较之“躁郁症”，所含有的侮辱成分更少。也许是这样，也许不是。当然，承受疾病之苦的患者有权利去选择让他们感觉更为舒服的用语。但由此也产生了两个疑问：“双相”一词是否算得上医学上的精确术语？改变一种状态的名称是否真的能够换取更大程度的接纳？

第一个问题的答案是：“双相”指的是同时有躁狂症状（或轻躁狂）和抑郁症状的个体，与那些只患有抑郁症的个体相区分。就这点来说，它的描述是非常准确的。但是，将情感障碍划分为双相和单相这两类，就等于假定抑郁症与躁郁症在临床和病因学上都存在差异。而这一点并不十分清楚，也缺乏科学证明。同样，它还假定抑郁症紧紧固守在自己的一端，而躁狂症状群则整整齐齐地坚守在两极的另外一端。将两种临床状态两极化的做法，公然违背了躁郁症起伏不定的特征，同时也忽略了一个问题，即躁狂是否仅仅是抑郁症的极端表现。它还弱化了“躁狂–抑郁”混合状态的重要性。要知道，这种情况十分常见，而且在临床上颇为重要，构成了此类特殊疾病研究的理论核心。

对心理疾病的态度

另一个问题也出现了，想要让精神疾病患者摆脱屈辱的命运，究竟是仅仅依靠语言的改变，还是需要对公众进行积极的教育？是依靠成功的治疗，像锂盐、抗痉挛药、抗抑郁剂和抗精神病药物，还是不仅能够成功治愈患者，还可以吸引公众和媒体关注的疗法（例如抗抑郁药物百忧解，它在改变公众对抑郁症的观念和认识方面产生了巨大的影响）？是从遗传或生物学上找寻精神疾病的致病因素，还是依赖于脑成像技术——诸如正电子断层扫描（PET）和磁共振扫描（MRI），使我们可以通过视觉确定这些疾病及其在大脑中的位置？是通过发展血液测试技术，最终确定精神疾病是一种医学上的疾病，还是促进立法——就像《美国残疾人法案》，以图获得帮助，争取使精神疾病也获得和健康保障系统中的其他疾病一样的地位？虽然进展非常缓慢，但是人们对心理疾病的态度正在逐渐改善，这主要得益于成功的疗法、积极的倡导和立法 3 个方面的共同努力。

主要的精神健康倡导团体大部分由病人、家属和心理健康专业人员构成。他们在教育公众、传媒及政府方面格外有成效。尽管在风格和目标上各有差异，但是这些团体为成千上万的病人及其家属提供了直接的支持和帮助，也通过抵制缺乏专业能力和尊重的精神科医生和心理学家提升了社区的医疗服务水平。他们鼓励、纠缠甚至劝诱国会议员（这些议员中有很多人遭受情感障碍的折磨，或者家族中有精神疾病患者），主张增加研究经费、提出平等对待精神疾病患者的建议，并通过立法禁止在职业和保险领域歧视精神病人。

正是这些团体以及成功研制出各种治疗方案的科学家和临床医生，让我们这些精神疾病患者拥有更为轻松的生活，不论我们是将自己称为“疯子”，还是写信抗议别人这么做。正是由于他们，我们现在才能就涉及自己和人类状态的微妙语言进行争辩。

AN UNQUIET MIND

A MEMOIR OF MOODS AND MADNESS

可怕的双螺旋 11

尽管我强烈支持通过科学手段努力寻找导致躁郁症的基因，但也不时担心找到这一基因的真实意义。如果真的消灭掉导致躁郁症的基因，是否是在冒着将世界变得平淡枯燥的危险？

坐在靠近会议室后门一张随时可以迅速逃离的椅子上，吉姆·沃森[①]坐立不安，他眯着眼睛东张西望，还猛打呵欠。他的手指交叉放在额头上，焦躁地轻轻拍着。他虽然不时专注地听着会议报告，但注意力往往转瞬即逝。他一会儿扫一眼自己手中的《纽约时报》，一会儿又沉浸在自己的星际幻想中。

吉姆并不善于在自己感到厌烦的时候伪装成很感兴趣的样子，我们也无法知道他是在思考眼前的科学问题——有关躁郁症的遗传及分子生物学，还是在琢磨政治、八卦、爱情、建筑、网球或者任何占据他思想的热门事物。他是一个个性强烈、直率坦诚的男人，绝非一个让人无动于衷的角色。对我而言，他绝对是一个充满魅力的男人。吉姆独立又有个性，在这样一个日益平淡枯燥的世界中，他就像一匹斑马傲然伫立在马群中。也许有人会说，如果一个人因为发现了生命的构架而获得诺贝尔奖，那么他当然很容易表现得独立而又变幻莫测。

① 即詹姆斯·沃森（James Watson），美国分子生物学家，因发现DNA的分子结构，与两名英国科学家共同获得1962年的诺贝尔生理学或医学奖。——译者注

但显而易见的是，正是这种潜在的性格，这种强烈、充满竞争性、富于想象力且勇于打破传统的性格，成为促使他探索 DNA 结构的原动力。

DNA 之父

吉姆显而易见的旺盛精力同样非常吸引人。不论是在智力还是体力上，他的高速运转都令人精疲力竭。要想在晚餐桌上的讨论或者冷泉港的散步中跟上他的脚步，都不是一件轻而易举的事情。他的太太坚称，自己只要感受一下空气中的能量，就能判断出吉姆在不在家。然而，无论吉姆这个人多么有趣，他首要且主要的身份仍然是一名科学领袖：之前，他还是世界上最著名的分子生物学实验室——冷泉港实验室（The Cold Spring Harbor Laboratory）的主任，也是“美国国家人类基因组研究中心”（The National Center for Human Genome Research）的首任主席。后来，吉姆的兴趣转向了寻找诱发躁郁症的基因。

要想科学地理解躁郁症，最终必须依靠分子生物学，所以我开始不断投入更多的时间来了解这片未知的领域。这是一个奇怪的世界，围绕着各式各样奇怪的生物展开研究，例如玉米、果蝇、酵母菌、蠕虫、老鼠、人类和河豚。它还有一个古怪的、快速发展的、偶尔还非常有诗意的语言系统，有大量术语，如“质体”“高密度粘粒”“三螺旋”“染色体漫步”“基因猎人”以及“基因制图者”等。这个领域追求的是所有理解和洞察的根本和基础，相当于物理学界对夸克和轻子的探索。

这个让吉姆眯着眼睛东张西望、呵欠连连的会议，关注的正是躁郁症的遗传基础。会议的目的就是召集临床精神病学家、遗传学家和分子生物学家，让这些平时以各自不同的方式积极探索躁郁症致病基因的研究者，分享他们在实验方法、研究发现，以及已分析过遗传原因的躁郁症患者家谱图等方面的信息。一幅又一幅的家谱图被投影到屏幕上，有一些家谱图中患病的家庭成员很少，另一些则有大量完全涂黑的方块和圆圈，分别代表着患有躁郁症的男性和女性。而一半涂黑的圆圈和方块分别代表患有抑郁症的女性和男性，S、十字和斜线则表示曾经尝试自杀的个体。每一个全黑或半黑的标志都代表着一个遭受痛苦的生命，而具有讽刺意味的是，含有黑色方块和圆圈越多的家庭，越是这些科学家心目中的“好”家庭，即遗传信息更多、更有用的家庭。

环顾会场，我认为在这些科学家中间，在某张家图谱中，很可能找到导致躁郁症的基因所在的位置。这实在是一个令人兴奋的想法。因为一旦这个基因被锁定，我们接下来就可以进行更及时也更精确的诊断，也就可以找出更具体、更安全也更有效的治疗方案。

黑盒子战斗

幻灯片结束了，窗帘被拉开，我的目光越过吉姆·沃森，越过窗外的苹果树，回忆起多年以前我顺密西西比河而下的一次旅行。与我一起进行这次旅程的，是莫恩斯·休乌（Mogens Schou），一位丹麦精神科医生，他是首创以锂盐治疗躁郁症的第一功臣。当时，我们决定逃掉美国精神病学会一天的年会，好好欣赏一下新奥尔良的美丽风光，而我们发现，实现这一想法的最好途径，就是雇一条船沿密西西比河顺流直下。

那是令人愉快的一天，而在我们讨论了各式各样的话题之后，莫恩斯忽然转向我，直截了当地问我："你研究情感障碍的真正原因是什么？"我当时吃惊和不安的表情一定和我的感受一样夸张。莫恩斯立即就转变了话题的方向："那么，让我来告诉你我研究情感障碍的原因吧。"接着，他告诉我，他家族中的所有躁郁症和抑郁症病例是多么具有毁灭性。正是因为如此，他才会在多年前疯狂地寻找医学文献，希望从中找到任何新鲜的、实验性的治疗方法。约翰·凯德（John Cade）于 1949 年，将一篇有关锂盐治疗急性躁狂发作的论文发表在一本名不见经传的澳大利亚医学杂志上。莫恩斯就立即以这篇文章为基础，开展了一系列艰苦的临床实验，用来证明药物的有效性和安全性。他轻松地谈论着自己家族的精神病史，并强调，正是这种强烈的个人动机驱使他进行所有的研究。他还明确表示，他怀疑我投身躁郁症的临床研究也是怀着同样的个人动机。

我无路可退，但同时也感到释然，因此决定诚实地交代自己的家族史。很快，我们就开始在餐巾纸的背面画各自的家谱图。我这才惊讶地发现，自己的家族中竟然有如此多被涂黑了的圆圈和方块，还有很多问号。例如，据我所知，我的叔祖父自成年之后，终其一生都在精神病院度过，但是我并不清楚医院对他的诊断。就我所了解的情况，我父亲一方祖孙三代中，躁郁症患者层出不穷，代表自杀的星号遍布。

相较而言，我母亲一方则格外清白整洁。任何对人性稍有了解的人，都看得出我父亲与母亲之间存在的巨大差异，而家谱图就是这种差异的一个具体表现——而且是很有象征意义的黑白之别。

莫恩斯一直在绘制他的家谱图，但是当他从背后偷看了我家族中的患病人数之后，便立刻笑着承认自己在这场“黑盒子战斗”中败下阵来。他还注意到，代表我的圆圈不但涂成了黑色，而且还附有一个星号（将一个人的自杀尝试缩减成一个简单的符号，是一件多么奇妙的事情），于是我们就开始对我的疾病、锂盐、锂盐的不良反应以及我的自杀企图进行了长时间的讨论。

与莫恩斯的交谈让我获益匪浅，一部分原因是他积极地鼓励我在研究、写作和教学中运用自己的经验；还有一部分原因在于，与这位资深教授谈话对我来说非常重要，因为他不仅对我所遭受的一切有所了解，而且还运用他个人的体验深刻地改变了包括我在内的成千上万人的生活。不论我与锂盐之间展开了怎样的战斗，我现在都已经痛苦地意识到，没有它，我不是早就死了，就是生活在国家精神病院中。也许我和其他许许多多人一样，都应该将莫恩斯家谱图当中的那些黑色的方块和圆圈看作自己的恩人。

遗传病

躁郁症是一种遗传病，这个事实毫无疑问带来了非常复杂，而且通常令人难过的情绪。这其中的一种极端情况就是，它让你感到极其羞耻和内疚。

多年以前，当我还住在洛杉矶的时候，我曾去一位同事推荐的精神科医生那里看病。经过检查，并发现我多年来一直服用锂盐之后，他就我的精神病史提出了一系列问题。同时，他还问我是否打算要孩子。由于之前我所接触的医生全都极具智慧和同情心，所以我非常坦率地交代了自己的躁郁症病史，同时也明白地表示，自己是“对锂盐反应良好者”。我还告诉他，自己非常非常想要孩子。

他听到之后，立即问我是否打算在怀孕期间服用锂盐。我告诉他，对我来说，停用锂盐所带来的问题要远远大于锂盐可能对胎儿造成的影响，所以我会选择继续服药。在我说完之前，他就打断了我，问我是否知道躁郁症是一种遗传病。我强忍住没有告诉他，我这一生都在研究躁郁症，而且，我也不是傻子。我只是淡淡地说:“是的，我知道。”这个时候，一个我至今仍然可以感觉到其冰冷和专横的声音传来：“你不应该要孩子，你有躁郁症。”他口中的这句话就好像是上帝的真理，而他一定在心中对此深信不疑。

我感到非常厌恶，简直厌恶至极，而且极其羞耻。我决心不做出任何会被他解释为非理性的行为，所以只是问他，他这么担心我有孩子，是认为我因为患有这种疾病所以没办法做个好母亲，还是不想让我再把一个躁郁症病人带到世界上。不知是故意忽视还是根本没有明白我的挖苦，他回答说：“两个都有。”我快要气疯了，穿好大衣，猛敲了几下他办公室的门，对他说：“去死吧！”然后转身离开。我穿过街道回到我的车子里，坐下，浑身颤抖，痛哭到精疲力竭。残忍有很多种形式，而他所做的不仅残忍，还非常业余和无知。这一次的遭遇就像在我的心口快速地深深划了一刀。

最难忍受的遗憾

奇怪的是，尽管我身患躁郁症，却从来没想过因此不要孩子。即便是在我最阴暗的抑郁期，我也从没后悔过自己的出生。我确实想到过去死，但是这和后悔自己出生完全不同。我非常高兴自己被生下来，格外感谢生命，并且不愿意没有下一代，孤单度过一生。综合所有因素来看，尽管我的生命中充满了骚动，而且不时变得十分可怕，但我仍然拥有美妙的人生。

当然，我也有很多担心，这在所难免。比如说，我能完全照顾好自己的孩子吗？如果我陷入严重的抑郁该怎么办？更可怕的是，如果我躁狂发作，丧失判断力，或者变得异常暴力、无法控制自己，又会对孩子造成什么影响？如果孩子们也患上躁郁症，看着他们与抑郁、绝望、无助以及疯狂苦苦斗争，我又会有何感受？我会不会虎视眈眈地盯着他们身上的任何病症？或是错误地把他们的正常反应看作疾病的信号？所有这些问题我都反复思考过上千遍，但从来没有想过不要孩子。尽管那位为我检查的医生冷酷地宣称我不该要孩子，可如果能像大卫和我当年所计划的那样，我会很高兴地生一屋子的孩子。可惜事情并不如我所愿，大卫死了，而理查德，这个自大卫死后我唯一想要与之生孩子的男人，在上一次婚姻中已经有了 3 个小孩。

不能拥有自己的孩子，这是我一生中最难以忍受的遗憾。但幸运的是，我有两个侄子和一个侄女。他们拥有各自的奇妙之处。而我从他们身上获得的快乐简直难以用笔墨来形容。成为姑姑本来就是一件极为享受的事情，更何况侄子和侄女是如此善于思考、独立自主、善解人意、聪明绝顶，并且想象力丰富，与他们相伴绝不会感到无趣。

我的侄子们就像他们的父亲那样，对数学和经济学格外感兴趣，他们是两位安静、机智、思想自由，而且温柔迷人的小伙子。而我的侄女，只有 11 岁，年龄比她的哥哥们小得多。但她已经赢得了全国性的写作大奖，并且梦想成为一名作家。你会经常发现她蜷缩在椅子里，或是涂涂写写，或是向你询问某些词汇和人物，或是照料她饲养的许许多多不同种类的动物，或是在家庭讨论中以犀利的言辞坚持自己的观点。她是那么激情澎湃、敏感多情、卓尔不群，总有办法在能言善辩的兄长、父母和其他成人面前维护自己的主张。我简直无法想象，失去这 3 个孩子，我的生命中将会留下怎样的一片空白。

道德难题

尽管我强烈支持通过科学手段努力寻找导致躁郁症的基因，但也不时担心找到这一基因的真实意义。很明显，如果能从持续的基因研究中得到更好也更早期的诊断，更具体、更安全的治疗方法，那么，躁郁症患者及其家属，乃至整个社会，无疑都会从中获得巨大的益处。事实上，要实现这种获益只是时间问题而已。但是，孕期诊断检查又会因此存在哪些危险呢？准父母们是否会选择打掉那些携带躁郁症基因的胎儿，即便这种疾病是可以忍受的？有趣的是，在约翰·霍普金斯大学的一项研究中，研究者问躁郁症患者及其家属，他们是否会打掉受到躁郁症影响的胎儿。结果发现，很少有人会因此而选择堕胎。而如果我们真的消灭导致躁郁症的基因，是否是在冒着将世界变得平淡枯燥的危险？这是一个公认的复杂难解的科学问题。那么，酷爱冒险的躁郁症患者面临的难题又是什么？这些好动不安的个体和其他人一起，共同推动了艺术、商业、政治和科学的发展，他们是否会像云豹和斑鸠一样，成为“濒临灭绝的物种”呢？

这些都是很难回答的伦理问题，特别是躁郁症还能给个人和社会带来极大的好处。不论是严重还是较轻的躁郁症，似乎都和艺术特质以及丰富的想象力息息相关，因此贡献极大。不仅如此，它还影响了许多著名的科学家，以及商业、宗教、军事和政治等多个领域的领袖。另外，由于躁郁症是种常见疾病，症状出现在性格、行为和认知方面，因此对个体的人格、思维方式和精力有微妙的影响。使情况更为复杂的事实是：其他遗传、生化以及环境因素，例如长期暴露在光线中，光线的剧烈变化，严重的睡眠剥夺，生孩子，药物以及酒精的使用，也多少会成为这种疾病的诱因，并产生和成就伟大事业密切相关的认知和性格特质。

这些科学和伦理问题确实存在，但幸运的是，它们已经被美国联邦政府的基因组计划（Genome Project）和其他科学家、伦理学家纳入重点考虑的范畴。不过，它们仍然是极端困扰人的问题，并且将长期持续存在。

科学所拥有的一项非凡能力，就是在解决旧问题的同时产生新问题。它进展神速，美妙异常，而且会为人类带来极大的希望。

现代神经科学的进步

坐在医学会议典型的坚硬、不舒服的椅子上，我已经陷入半梦半醒的状态。旋转式幻灯机咔嗒、咔嗒的声音，使我的头脑陷入半催眠的状态，暂时停止了运转。虽然我的眼睛还睁着，但头脑却像是在吊床上轻轻摇动，安歇在脑壳最深处的角落。房间里既阴暗又乏味，户外却是一片美丽的雪景。

当时，我正和一组同事在位于科罗拉多州的落基山脉，任何稍有头脑的人来到此地的目的都是滑雪。可现在会议室里还有超过 100 名医生，幻灯机仍在不断咔嗒、咔嗒地放映。我发现自己已经第 100 次思考：疯狂并不意味着愚蠢，我为什么要坐在屋子里，而不是在外面滑雪呢？忽然，我的耳朵竖了起来，一个平淡、麻木的声音含糊地说，要报告“双相情感障碍患者大脑异常结构的最新发现”。我那结构异常的大脑立刻警惕起来，脊背上也冒出了一阵冷汗。那个声音继续含糊地说着：“在我们所研究的双相情感障碍患者中，发现大脑的很多小区域存在高信号病灶（focal signal hyperintensities，即多水集中区），这代表脑组织存在异常状态。这就是神经科学家有时称作的‘不明光亮物’①。”听众们都赞赏地笑了起来。

我可再也承受不起损失任何脑组织了。天知道，我那次服用锂盐几乎致命，把多少大脑灰质送入了阴曹地府。想到这儿，我笑得比别人牵强许多。演讲者继续说：“这些‘不明光亮物’的医学意义目前尚

① 不明光亮物（unidentified bright object），此处借用了形容飞碟的名词——不明飞行物（unidentified flying object）。——译者注

不清楚，但据我们所知，它们与一些特殊状态息息相关，像是阿尔茨海默病（老年痴呆症）、多重硬化症以及血管性痴呆症等。”

我想得没错，我实在应该去滑雪才对。但我的头脑违背了自己明智的判断，反而更关注屏幕。幻灯片是如此引人入胜，我发现自己总会被磁共振扫描技术带来的脑结构图的惊人细节深深吸引。大脑扫描图有种特殊的吸引力，特别是高清晰度的磁共振影像和正电子断层扫描仪带来的色彩斑斓的扫描图。例如，在正电子断层扫描图中，抑郁状态下的大脑会呈现阴冷、凝滞的深蓝、暗紫和墨绿色；同样是这名患者，在躁狂状态下，大脑则会像圣诞树一样闪亮，呈现明亮的红色、黄色和橙色。科学用色彩和结构无比精准地抓住了两大特点：抑郁期的冰冷死寂和躁狂期的生动亮丽。

现代神经科学令人心神振奋。不断探索追求新的领域，更是使人充满浪漫和驰骋太空的感觉。神经科学是如此优雅，而投身其中的科学家更是年轻得令人自惭形秽，各项发现也快得令人咋舌。就像分子生物学家们一样，脑部扫描的研究人员一般都很清楚地意识到他们所从事领域的不凡之处。只要是有心有肺、有血有肉的人，都会被他们的冒险精神与热忱深深打动。

虽然有违本意，但我仍然被这一科学领域深深吸引。我想要知道这种高信号是躁郁症的诱因还是结果；想要知道它们是否会随着时间推移而变得更为显著；想要知道它们在大脑中的具体位置；想要知道它们是否和我以及许多躁郁症患者所体验到的一样，与方向辨认和面孔识别问题有关；还想要知道，如果父母其中一方患有躁郁症，那么存在发病危险的孩子，是否会在发病之前就出现大脑的异常。

我的临床思维开始琢磨各种影像发现的视觉效益，它们至少可以在以下 3 点上，说服我那些教条主义且疑心重重的病人：（1）大脑确实存在；（2）他们的情绪是与大脑相关联的；（3）如果不按时服药，就会对大脑产生特殊的损害作用。我的思绪从躁郁症患者的个人角度转向作为研究和治疗者的专业角度，上述想法让我分了一会儿神，但和以前一样，个人的兴趣和关注还是重新占据了我的头脑。

一回到自己执教的约翰·霍普金斯大学，我就抓住正在研究磁共振扫描的神经科学领域的同事问个不停，还急匆匆地跑到图书馆，翻阅了所有已知的材料。毕竟，从认知层面上相信这种疾病存在于大脑之中，和亲眼看到它是有很大差距的。即便很多文章的题目多少有些含混不清，例如“双相情感障碍患者的基底神经节体积和白质高信号病灶”“双相情感障碍的脑结构异常：脑室扩大和高信号病灶”“运用磁共振扫描技术发现的双相情感障碍患者的大脑皮层异常”等，我仍然坐下来逐一阅读。其中一项研究发现，在 32 名接受扫描的双相情感障碍患者中，有 11 幅脑扫描图（34.4%）显示出高信号病灶；而在正常对照组当中，只有 1 幅（3.2%）表现出这种异常。

我对所谓的“正常对照组”这个词嗤之以鼻。继续往下阅读，我发现，就像临床医学中所有的崭新领域一样，其中的问题要远远多于答案，而且研究者并不清楚这些发现的真正含义：它们可以被归结为测量上的问题；可以被解释为饮食结构或者治疗史上的差异；可以被归结为一些与躁郁症完全不相关的东西，或者做出任何其他的解释。

虽然疑雾重重，但是那些“不明光亮物”可能真的有什么重要意义。奇怪的是，在阅读了一系列长长的研究报告之后，我反倒觉得安心了很多，也不那么害怕了。科学进展神速，这个事实给人们带来了无尽的希望。如果脑结构变化真的存在意义和价值，那么我非常高兴，第一流的研究者正在为之努力。如果没有科学，不但没有了这种希望，也不会存在其他任何希望。

无论如何，这一切确实为“丧失理智”（losing one’s mind）这个概念注入了新的意义。

AN UNQUIET MIND

A MEMOIR OF MOODS AND MADNESS

行医资格 12

文件的首页赫然印着“约翰·霍普金斯医院”几个大字。向下扫视，正如我所预料的那样，这是一份行医资格的申请表格。想到往往希望越大，失望就越大，我决心直截了当地回答所有问题。

在这个世界上，没有什么好方法可以轻松简单地告诉别人你患有躁郁症，即便真的有，我也从来没有找到过。因此，尽管听过我说这件事的人大部分都表现得十分理解，有些人甚至格外令人感动，但我仍然不时遇到一些残酷、高傲或者缺乏起码同情心的反应。直到最近，公开谈论我的病症仍然是个不可思议的想法。这种不情愿的态度一方面来自专业方面的考量，另一方面则来自我的倾吐对象，即同事或朋友不时表现出的残忍。无论他们是否故意为之，我都辛酸地称之为“鼠心因素”。

鼠心先生

鼠心先生是我之前在洛杉矶的一名同事，也是我当时真心相待的一个朋友。他是一位言语柔和的精神分析师，我很喜欢与他一起在早晨共饮咖啡。虽然不很频繁，但我们也偶尔会一起外出，吃一顿漫长的午餐，畅谈彼此的工作和生活，感到非常惬意。一段时间之后，我忽然有一种常见的不舒服感。要知道，每当在一段关系中，彼此的友谊或者亲密水平达到了一定程度，而我仍没有向对方提及我的躁郁症时，我就会体验到这种感觉。毕竟，它不仅仅是一种简单的疾病，而且会影响我生活的各个层面，包括情绪、气质、工作和我对周遭事物的反应。如果不和对方讨论我的躁郁症病情，这段友谊就必然会逐渐流于肤浅。在内心深深叹了一口气之后，我终于决定向他坦白一切。

当时，我们坐在马里布一家面朝大海的餐厅内。在简短地描述了我的躁郁症和自杀尝试之后，我把目光转向了海洋中一堆遥远的岩石，静静等待他的反应。那是一段漫长而寒冷的等待。最终，我看到泪水从他的脸颊上流过。在当时的我看来，这种反应实在有点过火，因为我还刻意对自己的躁狂和抑郁症状轻描淡写。不过他似乎完全可以体验我真实经历的痛苦，这一点还是让我大为感动。接着，鼠心先生抹去了眼角的泪水，告诉我他简直难以相信这一切。他说自己“感到失望至极”。他曾经以为我是那么优秀，那么坚强。我怎么会想到去尝试自杀呢？我当时在想些什么？这实在是一种既懦弱又自私的行为。

我忽然恐惧地意识到，他是认真的。我彻底呆住了。他听到我患有躁郁症后产生的痛苦，似乎远远超过了我实际患有此病的痛苦。有那么几分钟，我觉得自己就像伤寒玛丽[①]一样。然后，我感到自己的心意完全被辜负，受到了深深的羞辱，并且自己的秘密暴露无遗。他的担忧却没完没了。我真的曾经神经错乱吗？他用温柔的声音，似乎带着无限关心地问我，在这种情况下我真的能够应对学术生活中沉重的压力吗？我不得不咬牙切齿地向他指出，事实上，我已经应对这些特

① 伤寒玛丽（Typhoid Mary），本名玛丽·梅伦（Mary Mallon），是美国发现的第一例伤寒病“健康带菌者”。据推测，她在做厨师期间共造成 51 人感染伤寒病，其中 3 人死亡。——译者注

别的压力许多年了。而且说实话，虽然我比他年轻许多，但是我发表的论著却远远多过他。

午餐剩下的部分我已经不记得了，只记得那是一场苦难的折磨。我还用讽刺的语气告诉他——尽管他听不出来，他大可不必担心，因为躁郁症并不传染。不过，看他对待世界那种枯燥乏味、过分执着且毫无幽默感的态度，真得了躁郁症反而会对他大有帮助。他在座椅上显得手足无措、局促不安，并回避与我的目光接触。

第二天早晨，一只装有一打长茎红玫瑰的纸盒被送到我的诊所，里面还装有一封卑怯的道歉信。我想，他的本意大概是好的，但是这并不能挽救他那坦率的反应所带给我的伤害：他是正常的，而我不是，以及那最具杀伤力的字眼——他对此“感到失望至极”。

心中的秘密

我不愿意向别人公开自己患有躁郁症，原因还有很多，其中一部分原因纯属个人因素，大部分原因则是出于职业因素。

个人方面的原因主要涉及家庭隐私，特别是这种疾病被认为是遗传性的。而且，一般人都认为，自己的事情最好不要到处张扬。同样，我还非常担心（也许有点过分担心了），在知道我患有躁郁症之后，别人对我为人处世的看法会发生改变。在“滑稽可笑”和“言行不当”这个可怕且能定罪的字眼之间，只隔着一条细线。被认为“性格刚烈”或“多变”，和被不屑一顾地贴上“不稳定”的标签，两者之间也只有一道狭窄的缝隙。而且，由于虚荣心作祟，我很害怕自己自杀的尝试和抑郁症状会被看作软弱和神经质的表现。不知为什么，我并不介意自己被看作间歇性的精神病发作，反而很在意被归入软弱和神经质的行列。最后，我也深恐，公开谈论或撰写自己生活中极为隐秘的部分，会让我在某一天回顾这一切的时候，发现这些经验完全丧失了它们应有的意义。我担心如果说得太过随意、太过频繁，这些体验会变得遥不可及，也害怕这些体验会变成别人而不是自己的东西。

然而，我对讨论自己疾病的主要担心，归根结底还是来自职业的范畴。起初，担心集中在：加州医学考核委员会知道我的病情之后，会拒绝批准我的行医资格。而随着时间流逝，我已经不怎么害怕这种行政决定了。这主要是因为我已经构建起精密的系统来实施临床安全保障，将所有可能发生的意外情况以及相应的缓解措施都告知同事，并与我的精神科医生进行了深入的讨论。

现在我日益担心的事情，反倒是自己在教学和研究中的专业性和客观性是否会因此受损。例如，在加州大学洛杉矶分校时，我要向一大批我所负责诊所的精神科实习医生和心理学实习医生做讲座和提供指导；在约翰·霍普金斯大学，我要在住院病房和情感障碍诊所中教导住院医师和医学院学生。一想到他们也许会因为顾虑我的感受，而不说出自己的真实想法，或者没有提出他们应该并且打算提出的问题时，我就感到畏缩不前，望而生畏。

许多诸如此类的担忧也渗透到我的研究和写作中。我曾在医学和科学杂志上发表大量有关躁郁症的文章。同事们会不会因为我的病而对我的工作带有一定的偏见？这实在是一个令人不愉快的想法。

科学的好处之一，就是一个人的工作不是被人重复，就是无人能重复，因此偏见也会随着时间的推移而逐渐消散。然而我还是担心，一旦公开自己的病情，同事们会做出什么样的反应？比如说，我去参加一个科学会议，在我提出问题或者挑战演讲者的时候，我的问题会被看作出自一个研究并治疗情感障碍多年的专家，还是一个出于私心的人极为主观的个别观点？脱下学术客观立场的外衣，我看到的前景非常可怕。当然，我的工作无疑也一直受到我情绪和体验的强烈影响。它们深深地影响着我的教学、指导工作、临床实践，以及我选择的研究项目——总称为躁郁症，可细分为自杀、精神病、躁郁症的心理因素和治疗、拒绝服用锂盐、躁狂和躁郁症的积极作用，以及心理治疗的重要性。

然而，最重要的是，作为一名临床医生，我必须考虑鼠心先生在马布里的午餐谈话中巧妙涉及的一个问题：我真的认为，患有精神障碍的人可以治疗病人吗？

两难困境

当我于1986年冬天离开加州大学重返华盛顿的时候，我迫不及待地想要在大学的医学院中继续教书，并获得学术职务。由于理查德曾经在约翰·霍普金斯大学就读，所以他认为我一定会喜欢那里。依他的建议，我接受了精神病学院的聘书，在搬回东部的几个月内，到霍普金斯大学执教。理查德是对的，我几乎立即就喜欢上了这所大学。而且，正如他所预料的那样，我从中享受到的乐趣之一，就是霍普金斯大学的员工非常认真地对待教学工作。另一种乐趣则是那里完美的临床看护。不过，随着时间流逝，行医资格的问题也随之出现。

看着眼前一大堆必须阅读的正式医院任用表格，一种深刻的不安油然而生。文件的首页赫然印着“约翰·霍普金斯医院”几个大字。向下扫视，正如我所预料的那样，这是一份行医资格的申请表格。想到往往希望越大，失望就越大，我决心直截了当地回答所有问题。在一系列有关职业责任、医疗事故保险和职业惩处的问题上，我迅速地在“不是”那一栏打着钩：在以前的申请中，是否曾因为失职或职业责任问题而卷入诉讼？我的医疗事故保险承保范围有无约束或限制？我的行医资格是否曾被限制、暂停、临时吊销、正式或非正式地遭到申诉、无法换新，或者被取消？我是否曾经受到任何医学机构的纪律处分？我是否还需要接受尚未裁决的纪律处分？

谢天谢地，这些问题很容易回答。在这样一个诉讼蔚然成风到荒谬可笑的年代，我到目前为止还从来没有因为渎职而被起诉过。但是，接下来的部分——个人信息，又使我的心跳加速。果然，没过多久，我便看到了那个不能简单在“不是”上打钩的问题：

> 你现在是否患有某种疾病，或者正因此而接受治疗，包括药物或酒精滥用，而这会损害你在本院恰当地履行职责？

而在5行之后，赫然写着如刽子手般残忍的话：

> 我已经充分了解，任何在申请表上的谎报或者疏漏，都会导致我因此被医学院拒绝任用或者彻底免职。

我重新阅读了一遍“你现在是否患有”这个问题，思考了很长时间，最后在这个问题旁边写下了“依据我与精神病学院系主任的讨论”。然后，我怀着沉重的心情，给我在霍普金斯大学的系主任打了一个电话，问他是否愿意与我共进午餐。

大约一个星期之后，我们在医院的附属餐厅见面。他还是像以前一样健谈和风趣，我们愉快地就院系活动、教学、研究基金和精神病学系的政治问题交谈了几分钟。在这之后，我的手便开始在大腿上扭动，心也提到了嗓子眼，我终于告诉了他有关行医资格表格、我的躁郁症，以及我正在因此接受治疗的事情。事实上，我在霍普金斯大学最亲近的同事已经知道了我的病情，因为我习惯把真相告诉和我工作关系最密切的医生们。例如，在加州大学洛杉矶分校，我就曾将自己的病情一五一十地告诉与我一起建立情感障碍诊所的医师们，也和我担任诊所主任期间的医学主任医生谈到过这个问题。我在加州大学洛杉矶分校的系主任也知道我正在接受躁郁症治疗。我当时就认为，现在也仍然觉得，必须采取恰当的安全保障措施，以防我的躁狂或严重抑郁影响我的临床判断。如果我没有告诉他们这件事，不仅病人的护理会受到损害，也会将我的同事们置于难以防卫的职业和法律风险中。

我向每一位与我亲密共事的医生清楚地言明，自己正处于良好的精神科医生照料之下，正在服用药物，而且没有任何酒精或药物滥用问题。我还告诉他们，如果他们对我的病情和临床诊断能力有任何疑问，都可以直言不讳地询问我的精神科医生；反之，如果我的精神科医生对我的临床判断感到担心，也可以随时与我或者任何他觉得需要的人进行沟通。我的同事们都同意，一旦他们对我的临床判断产生怀疑，就会直接告诉我，立即结束我对病人的护理责任，并通知我的精神科医生。

我想他们每个人都曾在某个时间与我的精神科医生进行过交谈，以此了解我的疾病和治疗的进展情况。幸运的是，还没有一个人是因为担心我的临床表现而与他接触的。我也从来没有主动放弃过自己的行医资格，尽管我曾经为了病人的利益而取消或更改治疗安排。

我虽然一直很幸运，也非常小心谨慎，但是，我或者任何医生都存在自身疾病干扰临床判断的可能。有关医院行医资格的问题并非不公平或是毫不相关。虽然我并不喜欢回答这些问题，但它们的存在是绝对有道理的。严格地说，行医资格是一种特殊权力，而非一种个人权利。当然，真实的危险来自这样一些临床医生，或者说，来自所有的政治家、飞行员、商人，或者其他对他人的福利与生命承担责任的人，他们或是出于羞耻，或是害怕行医资格被取消，害怕被医学院、研究生院或住院部开除，因此不敢去寻求精神治疗。由于不接受治疗和指导，很多医生生了病，不仅将自己的生命，同时也将他人的生命置于危险之中。很多时候，为了尝试治疗自己的情绪问题，很多医生都酗酒或者滥用药物。患有抑郁症的精神科医生给自己开抗抑郁药，这种情况并不罕见，其结果却常常是造成重大灾难。

医院和专业组织必须承认，未经治疗的医生、护士和心理学家可能对他们正在看护的病人造成巨大的危险。而医院和专业组织也必须鼓励和倡导有效的治疗，制定安全保障方面的相关纲领，并建立起明智、非家长式的督导体系。医生未经治疗的情感障碍不仅会对病人造成危险，同时也会危及医生本人。每年都有许多医生自杀，其中许多都是极为优秀的医生。有一项研究显示，美国每年自杀死亡的医生，其数量相当于中型课堂的人数。绝大部分医生是因为抑郁或者躁郁症而自杀，但这两种疾病都是完全有办法治疗的。更为不幸的是，医生不仅患情感障碍的概率比普通人群更高，而且更容易获得有效的自杀途径。

医生们当然需要首先治愈自己，但他们也需要能得到有效的治疗。他们所在的医学和行政系统必须鼓励治疗，提供合理的指导原则，同时绝不容忍能力不足或危害到对病人的照料。

我的系主任曾经骄傲地指出，医生的存在就是为了治疗病人，而病人绝不应该为医生的问题和痛苦而付出任何实质性的或医学上的代价。我完全同意他的这一观点，但这并不意味着我在告诉他自己患有躁郁症，并且需要和他就行医资格进行讨论之后，等待他的反应时没有一丝恐惧和不安。我望着他的脸，希望能够从中看到他的感受。忽然，他绕过桌子来到我的身旁，用力抓住我的手，微笑着说:“凯，亲爱的，我现在知道你有躁郁症了。”他停顿了一下，然后笑了：“如果我们开除医学院里所有患有躁郁症的员工，那么，恐怕不仅我们的人数要大为减少，连气氛也会因此变得沉闷、枯燥不堪吧。”

AN UNQUIET MIND

A MEMOIR OF MOODS AND MADNESS

情绪人生 13

生命实在是太过复杂，太过变化无常，以至于我们只能顺其本来面目生活。我仍然在很大程度上受制于精力、思想和情绪的起伏，但现在的我已经可以在这种如潮汐般的波动中游刃有余。

就像拜伦所说的那样，我们每一个人都是以不同的方式构成的。我们都只能在自身性格的局限中游走、生活，实现其可能性的一小部分。与躁郁症共处 30 年的经历，让我不断意识到它所带来的限制和可能性。

孩童时期，我眺望高远、明净的天空，看到其上充满浓烟和火焰，便感受到一种不祥、幽暗和死亡的特质，它至今仍然存在于我的心间，并以某种方式与生命的美丽与活力相互交融。那种存在构成了我生命中一个不可或缺的部分，我不需费力便可回想起那段岁月中无穷无尽的黑暗、精疲力竭，以及教学、阅读、写作、接待病人和维持人际关系所耗费的巨大精力。而在内心的更深处，则布满了躁郁症刚刚降临时伴随而来的各种难忘影像：暴力、彻底的疯狂、令人羞愧的行为，以及我体验到的野蛮情绪，而它们对别人的影响更是残酷得令人不安。

然而，无论这些情绪和记忆是多么真实、深刻的恐惧，它们总会因为其他情绪和生命力带来的欢欣与生机而得到补偿和抵消。每当我体验到一股灿烂充沛的躁狂热情缓缓降临时，都会被它的盎然生机带回到早年充满热烈激情的岁月中，就好像一个人会因为某种浓烈的气味而深陷于回忆的世界。躁狂为一个人的生命体验注入了生动的色彩，创造了热烈的心境，就像战争的阴霾、爱情和早年回忆所带来的感动一样。正因为如此，我用躁动不安但具有热烈激情的过去，换取舒适安逸的现在，整个交换过程可谓苦乐参半。

回首往昔

逝去的时光偶尔仍然会像海上女妖一样召唤我。尽管已经日渐稀少，我心中充满诱惑的欲望仍然存在，想要找回早年的那种躁狂与热烈。回过头来，我感到不论是那个性格刚烈的年轻女孩，还是那个多变、饱受困扰的少妇，都拥有高远的梦想和无穷无尽、浪漫的渴望。

一个人要怎样才能抓住那种热烈激情，或者再次体验通宵达旦跳舞的那种辉煌感受？如何在土星的光环中滑翔起舞，重新经历那种怪异的躁狂热情？一个人该如何找回充满激情的漫长夏日，带有紫丁香、兴奋狂喜和为花园围墙上的杜松子酒倾倒的回忆，以及一直持续到太阳高照或者警察光临的狂放不羁的阵阵欢声笑语？

我对早年的岁月仍然有复杂的感情和渴望，或许这对每个人来说都是不可避免的。但由于生命中的情绪格外强烈，我对往事的怀旧中增添了一抹痛苦的色彩。这让人很难将过去抛诸脑后，而生活有时会变成哀悼失去的情绪的一首挽歌。我怀念失去的强烈感受，下意识地想要找寻它们，就像我仍然有时会把手伸向脑后，妄图感受那早已剪去的浓密长发的重量；就像逝去的情绪仅留一丝痕迹一样，脑后剩下的只是一抹虚幻的重量。不过，这些渴望现在也不过是渴望而已，我并不强求自己找回这些强烈的情绪，因为它的后果实在是太可怕、太宿命，也太具有破坏性。

理智与情感

然而，失控而强烈的情绪总是格外有力，在理智与感情的古老对话中，其结果似乎也总是支持更为有趣和充满激情的感情方。较为温和的躁狂好像能够带来寒冬中的春日和无与伦比的生命活力。但这总是转瞬即逝。在白日的冷酷光焰中，旧病复发的现实痛苦和毁灭性，又会将我从令人依恋、强烈而又温柔的片刻回忆中拉回来。

想要降低用药剂量，以便重温这种情绪的任何尝试，都会迅速被冰冷的客观事实浇灭。因为温和的情绪会迅速变成狂热，最终成为无法控制的疯狂。我实在害怕再次变得病态的抑郁，或者陷入恶毒的躁狂之中，这两者中的任意一个都会将我生活的各个层面、人际关系和我认为最有意义的工作撕碎。这一切让我绝不会考虑去改变目前的治疗方案。

尽管我对自己的病情持基本乐观的态度，但我也通过许多不同的观点了解到，将来我的病情是否会复发，仍然是听天由命。因此，当倾听有关躁郁症治疗的最新进展的演讲时，我知道这绝不仅仅出于自己的职业兴趣。当我在其他医院做医疗讲座时，也常常会去探访那里的精神病房，看看他们的隔离病房和电痉挛疗法控制室，并在医院的庭院内游荡，心里不断盘算，自己需要住院时会选择哪家医院。我的头脑中一直有某个部分在做着最坏的打算，而另一个部分则深信，如果我做好万全准备，最坏的情况就绝不会发生。

和反复循环、剧烈变化的躁郁症相伴多年，使我更加豁达、更有准备，也更有能力去应对服用低剂量锂盐带来的巨大情绪和精力波动，而这种波动是不可避免的。我完全同意诗人艾略特传教士式的信念，即凡事都有定时，建造亦有定时，而“风吹破松散的窗玻璃也有其时”。因此，虽然我仍然在很大程度上受制于精力、创意和热情的起伏，但现在的我已经可以在这种如潮汐般的波动中游刃有余。我的头脑仍然不时像个充满灯光、欢笑、声音和各种可能性的嘉年华舞会。这种欢笑、纵情和轻松自在充斥我的身心，也从我的身体流淌向其他人。这些闪亮璀璨的时刻会持续一会儿，只是很短的一会儿，然后就继续前行。

我知道，自己高涨的情绪和希望会短暂停留在摩天轮的顶端，然后就像它们忽然降临一样，再忽然坠落至幽暗、阴沉和疲惫的深渊。时间会渐渐流逝，这些情绪也终将过去，而我也会再次找回我自己。但不知何时，这令人兴奋异常的嘉年华舞会能回到我的头脑当中。

来来往往，去去回回，这样的优雅和无神论已经成为我生命中的一部分，狂乱的色彩和声音已经不那么古怪与强烈；不可避免随之而来的幽暗和阴沉同样也不再那么漆黑吓人。正如美国小说家梅尔维尔所说：“星光下，是一个怪物翱翔的宇宙。”但是，随着时光流转，一个人见过太多怪物之后，就不会再为未来可能遇到的东西惶恐不安了。

尽管我的夏季躁狂期还会不时出现，但已经不再恐怖异常，先前美艳绝伦和灿烂辉煌的感觉也黯然失色。躁狂因为时间流逝而停滞，因为长串令人疲惫的经历而变得缓和，也因为药物的作用而被制服。现在，它们只是在每年 7 月，融合阴暗的抑郁情绪和高涨的热情，偶尔还带点危险地短暂出现一回，但是它们也终究会过去。经历过这样的洗礼之后，一个人便会对死亡和生命有更为深入的体验。我经常听到玄学派诗人约翰·多恩（John Donne）的钟声轻柔地响起："你必死。"我对之深信不疑，它使人更加深刻地生活，带着自己仍然存在的急迫和感激。

内心的防洪堤

我们每个人都在建造内心的防洪堤，试图借此来抵挡生命中的悲哀以及头脑中压倒性的力量。而不论我们用何种方式来实现这种抵抗——通过爱、工作、家庭、信仰、朋友、否定、酒精、毒品还是药物，我们都需要终其一生，一块石头一块石头地筑起这道防洪堤。这其中最困难的一件事就是要将这些防洪堤建造得高大坚固，使之成为一个真正的港口，一个可以远离痛苦折磨的避难所，同时也可以让新鲜的海水自由流入，避免水质过咸。对于拥有像我一样的思维和情绪的人来说，药物是这堵墙中不可或缺的一个重要因素，没有它，我根本无法经受住心灵海水的不断冲击，毫无疑问地将走向疯狂和死亡。

但是，于我而言，爱是防洪堤中更为超凡脱俗的一个部分。是它帮我抵挡恐惧和惊吓，与此同时为生命带来美丽与活力。当我刚开始构思这本书的时候，首先想到的是在个人生活背景下描写情绪和一种情绪疾病。但随着我不断笔耕，书的内容逐渐以爱为主题：爱是一个支持者、更新者，同时也是保护者。每当死亡的阴影掠过我的头脑和心灵，爱都会重新创造出希望并重建生命。爱情的极致使得与生俱来的悲哀更容易忍受，也使生命之美得以充分显现。是爱，为我在阴郁的季节和肃杀的天气中，带来御寒的斗篷和照亮前方的灯火。

在很久以前，我就彻底放弃了幻想能拥有一个没有风暴的人生，放弃了奢望一个没有枯萎和杀戮季节的世界。生命实在是太过复杂，太过变化无常，以至于我们只能顺其本来面目生活。而我，从本质上来说又太过多变，只能留心提防，避免尝试去控制那些不可控制的力量。推动力和困扰因素总是同时存在，并且将继续存在下去，直到如诗人洛威尔所形容的最后一刻："手表被人从手腕上取下。"正是这些焦躁不安、黯淡凄凉、具有强烈说服力和疯狂热情的时刻，构成了一个人完整的生命，改变了一个人的工作性质和方向，并赋予了一个人爱情和友谊最终的意义与色彩。

尾声 AN UNQUIET MIND

我经常问自己，假如拥有选择的权利，我是否还愿意选择“拥有”躁郁症？如果我无法获得锂盐，或者它对我根本不起作用的话，回答将会是简单的“不”,而且这个答案中充满无尽的恐惧。但是锂盐确实对我很有效，所以我有勇气提出这个问题。而且奇怪的是，我想自己会选择拥有这种疾病。其原因恐怕非常复杂。

抑郁发作的可怕程度远远超出了语言、声音或影像所能描述的范围，因此我绝不愿意再经受一遍这样的痛苦。它使你的生活和人际关系阴云密布，缺乏自信和自尊，无法享受生活，不能正常地走路、交谈或思考，精疲力竭，夜晚充满恐惧，白天忧心忡忡。它让你感到年老、衰弱、死亡步步逼近，让你头脑迟缓，优雅与协调尽失，让你变得丑陋，体验不到生命精彩的可能性、性爱的欢愉、音乐的美妙和欢笑的可贵。总之，它没有任何益处可言。

也许有人会说，他们完全理解抑郁的感受，因为他们经历过离异、失业或者生死离别。但是，这些体验至少都是带有自我感受的。而抑郁发作平淡空洞，令人无法忍受。当你陷入抑郁的时候，人们无法待在你的身旁，尽管他们认为自己应该这么做，甚至也尝试这么做。但是你和身边的人一样清楚地知道，自己简直乏味到难以想象的地步：你易怒、偏执、毫无幽默感、了无生气、吹毛求疵、颐指气使，并且不满足于任何保证。你不但自己受到惊吓，还让别人惊恐万分。你一点也不像原来的自己，并且知道自己永远也不会恢复本来面目。

那么，为什么我还是会选择拥有这种疾病呢？因为我真诚地相信，由于躁郁症，我感受到了更多的东西，感受也更加深刻；拥有了更多的体验，体验也更为强烈；给予了更多的爱，也得到了更多；因为哭得更多，所以欢笑也更多；因为经历过所有的冬日，所以更能欣赏春天；因为死亡如紧身衣一般，所以更了解生命的意义；因为看到人性最善良和丑陋的部分，所以慢慢了解关心、忠诚和豁达的价值。

我曾经看到过自己头脑与心灵的长度、宽度和深度，看到了它们是多么脆弱，也最终明白了它们深不可测。在抑郁发作期间，我曾为了穿过房间，不得不数月跪在地上，手脚并用爬着前行。但是，不论是在正常还是疯狂时期，我都要比自己认识的大多数人跑得更快、想得更快，也爱得更快。我想，这在很大程度上与我的病有关——它使得事物更加强烈，也赋予我很多观点。我想它使我测得了自己头脑的限度，善于留住我所偏爱的事物，也使我测得了自己在教养、家庭、教育和交友上的极限。

无休无尽的轻躁狂和躁狂为我的生命带来了完全不同的知觉、感受和思考。尽管当时的我精神错乱，充满幻觉、妄想和狂热，但我仍然能够发现自己头脑和心灵中的一些崭新角落。其中一些角落是如此美丽非凡，令人难以置信，让人屏住气息，愿意立即为之死去。另一些角落则粗俗丑陋，我从来不想知道它们的位置，也不想再见到它们。但是，新的角落永远存在，当我因为爱或药物的支持，重新感受到正常的自己时，我无法想象自己会对生命感到倦怠，因为我知道，这些无边无际的角落里，总会呈现出无边无际的风光。

AN UNQUIET MIND
译者后记

之所以承接这本书的翻译工作，完全是因为对躁郁症这种疾病的好奇。

在当今这个格外令人浮躁和沉重的时代里，患抑郁症似乎成了一种时尚，其流行程度甚至超过了感冒和发烧。可有趣的是，那些一个个声称自己得了抑郁症而跑进心理诊所的来访者，10个中有8个根本连一条抑郁症的诊断标准都够不上。所以，我们这些心理咨询工作者常常会打趣地说，自己看了好几十个“抑郁症”患者，可连真正的抑郁症状都没有看到。

后来，看到了这本书，才翻了几页就被作者生动的描述吸引住了。与书本上僵死的诊断标准和症状描述不同，本书呈现的是一种完全发自内心的感悟和体验，让一个深受躁狂和抑郁双相情感障碍折磨的病人形象跃然纸上，让我们可以立体而又直观地看到一个游走在兴奋和低沉边缘的痛苦灵魂。

尽管已经从事了将近5年的心理咨询和治疗工作，其间也接待过形形色色的各种来访者，但是毫不夸张地说，我是在认真读完这本书之后，才感到自己真正理解了什么是躁郁症，感到自己走进了一个躁郁症病人的内心。所以，尽管本书并未涉及过多的专业知识和临床技巧，但是我相信它仍然能够为众多的心理学临床工作者带来很大的帮助和启迪。正如一位心理治疗师前辈所说的那样，对病人的理解远比技术更加重要。

接下来就是艰苦的翻译过程。不得不说，本书作者的语言不但生动而且华美，这在阅读的时候固然令人赏心悦目，但是作为译者，要将它不失本意地转换为同样流畅灵动的中文，却实在是难如登天。所幸我得到了许多心理学同人的帮助：高隽、秦漠和王雨吟对我的英文理解和把握给予了很大的帮助，易春丽和黄峥为我提供了有关医学专业知识词汇的矫正，夏海伟和李松蔚则帮助我审校了全文。尽管得到了朋友们的大力协助，但是由于能力有限，在翻译过程中难免存在疏漏之处，还望读者们海涵。

最后，希望所有阅读本书的朋友都能够从中有所收获。

未来，属于终身学习者

我这辈子遇到的聪明人（来自各行各业的聪明人）没有不每天阅读的——没有，一个都没有。巴菲特读书之多，我读书之多，可能会让你感到吃惊。孩子们都笑话我。他们觉得我是一本长了两条腿的书。

———查理・芒格

互联网改变了信息连接的方式；指数型技术在迅速颠覆着现有的商业世界；人工智能已经开始抢占人类的工作岗位……

未来，到底需要什么样的人才？

改变命运唯一的策略是你要变成终身学习者。未来世界将不再需要单一的技能型人才，而是需要具备完善的知识结构、极强逻辑思考力和高感知力的复合型人才。优秀的人往往通过阅读建立足够强大的抽象思维能力，获得异于众人的思考和整合能力。未来，将属于终身学习者！而阅读必定和终身学习形影不离。

很多人读书，追求的是干货，寻求的是立刻行之有效的解决方案。其实这是一种留在舒适区的阅读方法。在这个充满不确定性的年代，答案不会简单地出现在书里，因为生活根本就没有标准确切的答案，你也不能期望过去的经验能解决未来的问题。

而真正的阅读，应该在书中与智者同行思考，借他们的视角看到世界的多元性，提出比答案更重要的好问题，在不确定的时代中领先起跑。

湛庐阅读 App：与最聪明的人共同进化

有人常常把成本支出的焦点放在书价上，把读完一本书当作阅读的终结。其实不然。

时间是读者付出的最大阅读成本

怎么读是读者面临的最大阅读障碍

“读书破万卷”不仅仅在“万”，更重要的是在“破”！

现在，我们构建了全新的“湛庐阅读”App。它将成为你“破万卷”的新居所。在这里：

- 不用考虑读什么，你可以便捷找到纸书、电子书、有声书和各种声音产品；
- 你可以学会怎么读，你将发现集泛读、通读、精读于一体的阅读解决方案；
- 你会与作者、译者、专家、推荐人和阅读教练相遇，他们是优质思想的发源地；
- 你会与优秀的读者和终身学习者为伍，他们对阅读和学习有着持久的热情和源源不绝的内驱力。

下载湛庐阅读 App，
坚持亲自阅读，
有声书、电子书、阅读服务，
一站获得。

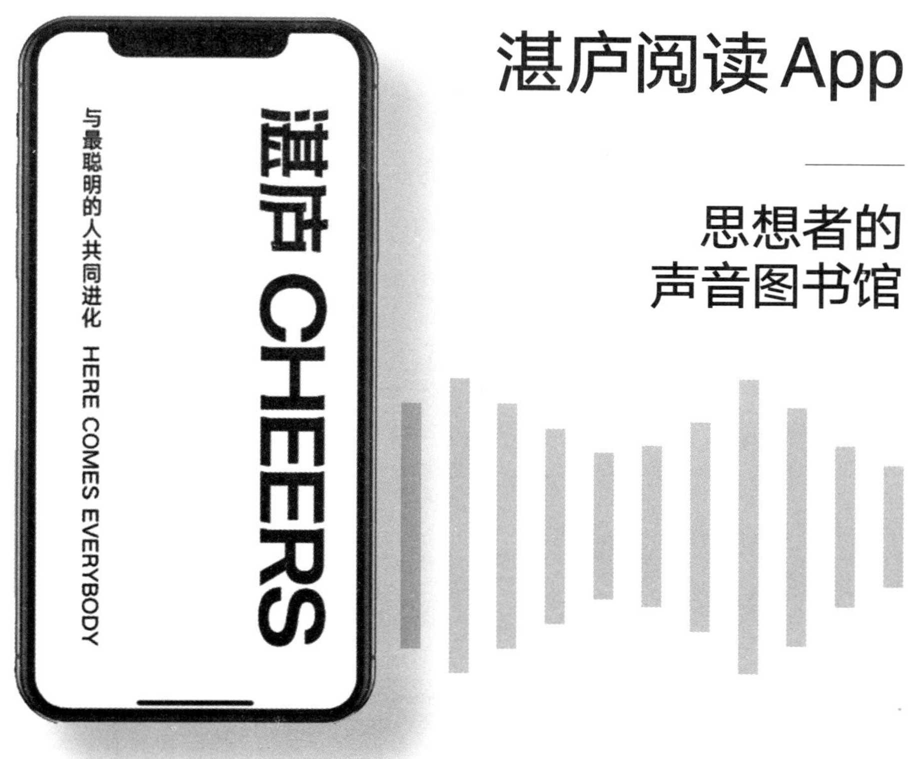

倡导亲自阅读

不逐高效，提倡大家亲自阅读，通过独立思考领悟一本书的妙趣，把思想变为己有。

阅读体验一站满足

不只是提供纸质书、电子书、有声书，更为读者打造了满足泛读、通读、精读需求的全方位阅读服务产品——讲书、课程、精读班等。

以阅读之名汇聪明人之力

第一类是作者，他们是思想的发源地；第二类是译者、专家、推荐人和教练，他们是思想的代言人和诠释者；第三类是读者和学习者，他们对阅读和学习有着持久的热情和源源不绝的内驱力。

CHEERS

以一本书为核心

遇见书里书外，更大的世界

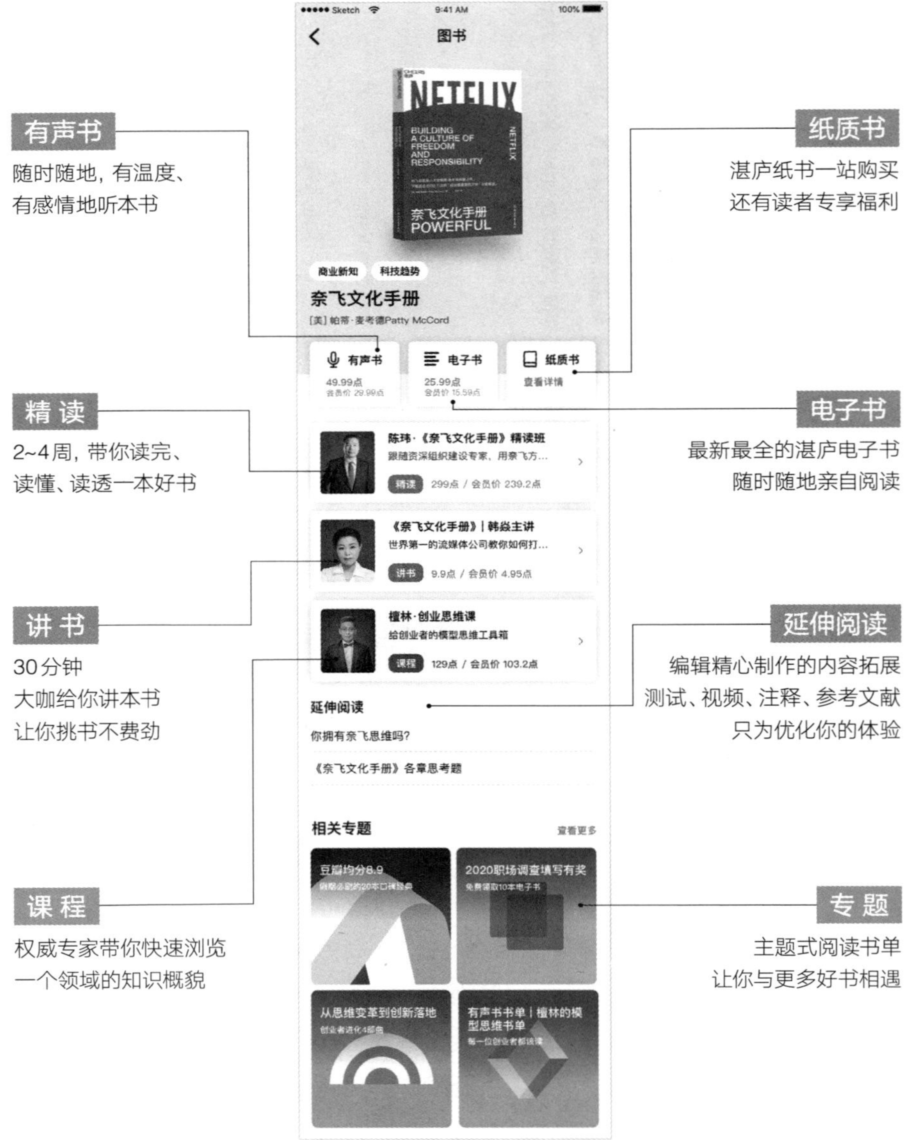

有声书
随时随地，有温度、
有感情地听本书

纸质书
湛庐纸书一站购买
还有读者专享福利

精 读
2~4周，带你读完、
读懂、读透一本好书

电子书
最新最全的湛庐电子书
随时随地亲自阅读

讲 书
30分钟
大咖给你讲本书
让你挑书不费劲

延伸阅读
编辑精心制作的内容拓展
测试、视频、注释、参考文献
只为优化你的体验

课 程
权威专家带你快速浏览
一个领域的知识概貌

专 题
主题式阅读书单
让你与更多好书相遇

This translation published by arrangement with The Knopf Doubleday Group, a division of Penguin Random House, LLC

本书中文简体字版由 The Knopf Doubleday Group, a division of Penguin Random House, LLC 授权在中华人民共和国境内独家出版发行。

浙江省版权局
著作权合同登记章
图字:11-2013-76号

图书在版编目（CIP）数据

躁郁之心：我与躁郁症共处的30年（上）/（美）凯·雷德菲尔德·杰米森著；聂晶译．—杭州：浙江人民出版社，2013.8（2023.5重印）

ISBN 978-7-213-05535-5

Ⅰ．①躁… Ⅱ．①凯… ②聂… Ⅲ．①杰米森，K.R.—回忆录 ②躁狂症—防治 ③抑郁症—防治 Ⅳ．①K837.126.2 ②R749.4

中国版本图书馆CIP数据核字（2013）第116245号

上架指导：畅销书/心理学

躁郁之心：我与躁郁症共处的30年（上）

[美]凯·雷德菲尔德·杰米森　著
聂　晶　译

出版发行：浙江人民出版社（杭州体育场路347号　邮编　310006）
市场部电话：（0571）85061682　85176516
集团网址：浙江出版联合集团　http://www.zjcb.com
责任编辑：徐江云
责任校对：张谷年
印　　刷：石家庄继文印刷有限公司
开　　本：710mm×965mm 1/16　　印　　张：14.5
字　　数：149千字　　插　　页：1
版　　次：2013年8月第1版　　印　　次：2023年5月第6次印刷
书　　号：ISBN 978-7-213-05535-5
定　　价：59.90元